なぜがんと闘うのか

内閣府所管　公益財団法人札幌がんセミナー
小林　博

JN139997

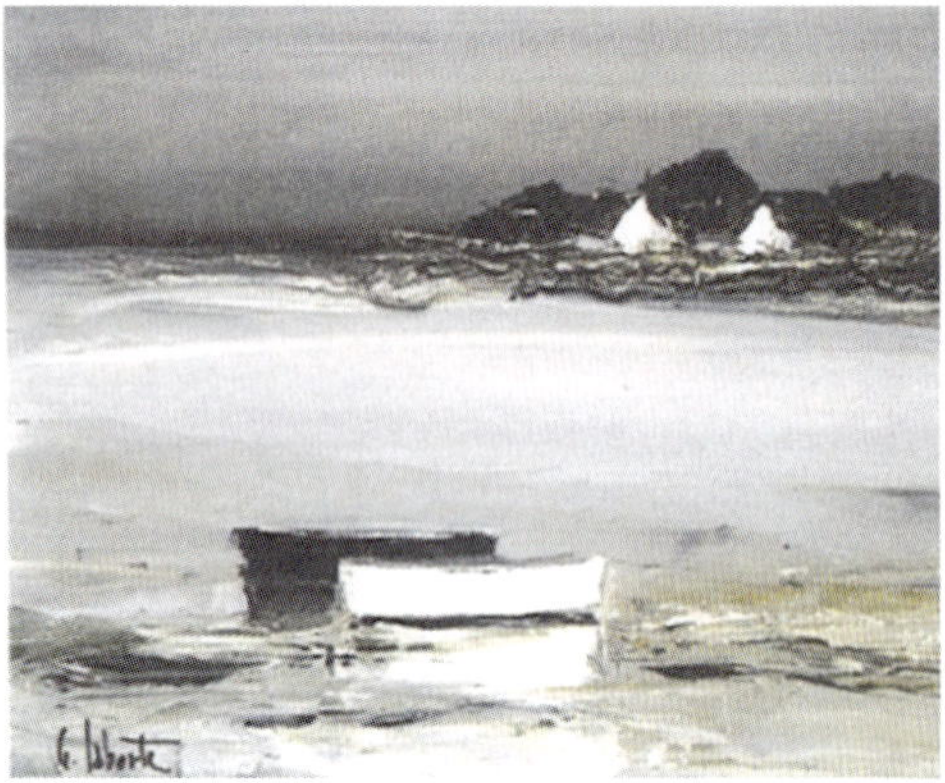

ラポルト作「ブルターニュの入り江」

—「生病老死」を生きる
エッセンス—

この小冊子は「病」（とくにがん）、「老い」、そして「死」を気にされるすべての人達、とくにいまがんに罹って悩んでいる人達に少しでもお役に立っていただければとの願いで作りました。

一人でも多くの方の参考になることを祈っております。

目次

「がん」の本質を知る

「生と死」からみたがん――がんは憎いか

「老い」からみたがん

はじめに

なぜがんと闘うのか。
死にたくないとの素朴な願いからか。
でも、がんと闘うことは死生観を学ぶために与えられた絶好の機会でもある。
逃避することなく真正面からぶつかってみよう。

がんとの闘いは死との闘いでもある。
ある意味では自分との闘いでもある。
闘いの結末はともかくとして、別れの日はいつか
必ず来る。
突然来るかも知れない。
というよりも、いまの「ひととき」が別れのとき
なのだ。
毎日のひとときこそ大切にしたい。

私自身、定年退職を間近に控えた頃、「肺がんの疑い」の診断を受けた。ふつうはがっくり落ち込んでしまうのだろうが、生意気にも「がんであったほうがいい」とさえ思った。「がんと闘う」ことの緊張感に魅せられたか、あるいはがんと闘うことを「生きる目標」と見定めた安心感からだったか。

検査の結果、正真正銘の「肺がん」だった。すぐに手術をした。でも、手術が終わって1、2年経った頃になって、がんの再発・転移の心配で落ち込んでしまった。どうしたんだろう？

強気のときもあったのに、「人間なんて弱いもんだなあ」。当時を振り返っての正直な感想である。

幸いにも私は助かったが、自らのがん体験から学んだこと、そしてみなさんにお伝えしたいこと。

がんに罹って悩んでいる人達は勿論だが、出来れば健康な今のうちに、そして「生と死」なんてあまり考えたこともない今こそ、がんになったときのことを現実のものとして考えてみる。
健康なときだからこそ、がんのこと、「生と死」、さらに「老い」について正面から向き合って真剣に考えてみる。

それは人生を豊かにするうえに大いに役立つ素晴らしいことに違いないと思う。

第1部

「がん」の本質を知る

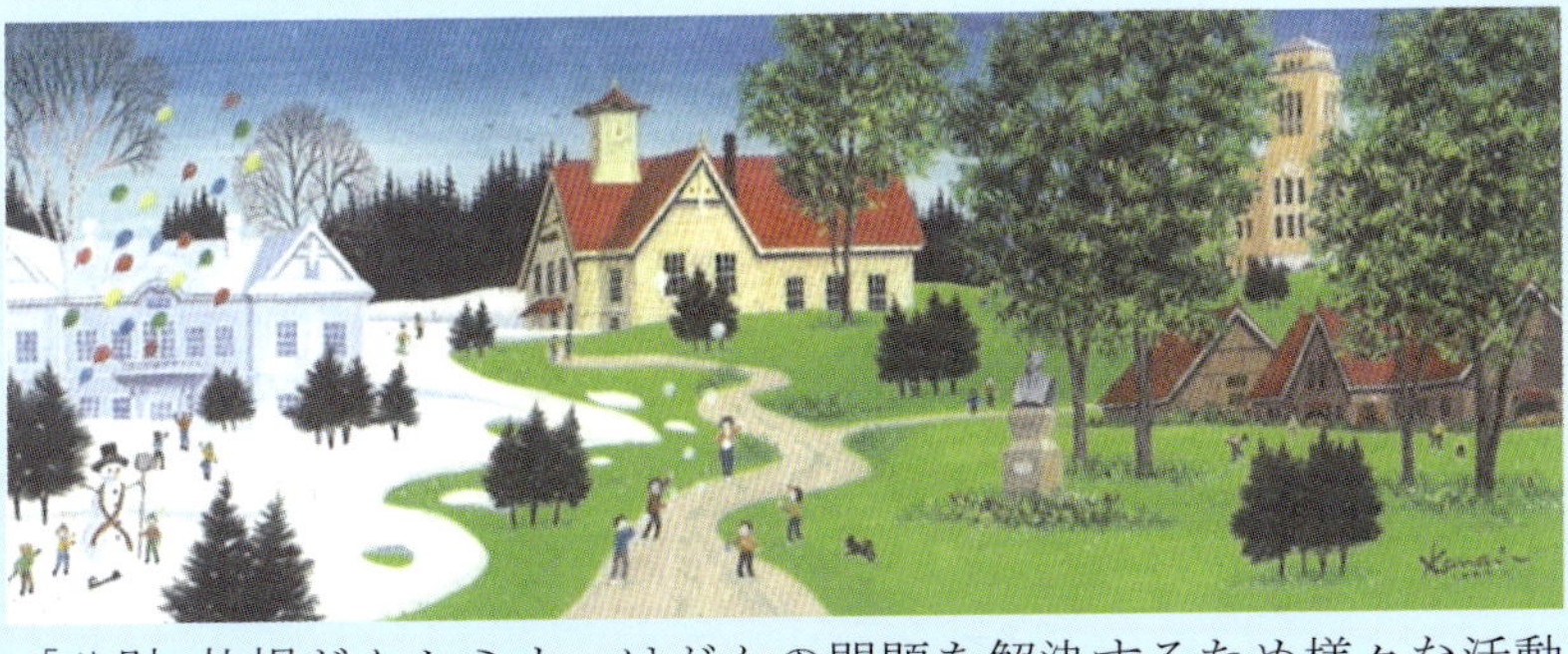

「公財・札幌がんセミナーはがんの問題を解決するため様々な活動をしています」（イラスト・金井英明さん）

がんの基礎知識として知っておきたいこと。

がんとの医学面での闘いは専門家に頼らざるを得ない。現代の外科手術、放射線治療などの「局所療法」はいずれもかなり有効である。

化学療法、免疫療法のような「全身療法」にも新たな進歩があって、有効なものが多くなった。

「がんイコール死」だった時代からみると将に驚異的な進歩、改善である。

それでもなお、がんの完全治癒には一定の限界があることも事実である。

がんとの闘いの成否は次の３つの条件によって決まることが多い。

① どの臓器からのがんか、どんな細胞タイプのがんか

② がんの進行度（ステージⅠ、Ⅱ、Ⅲ、Ⅳ）はどうか

③ 患者の年齢のほか全身状態はどうか

全般にがんはずいぶんよく治るようになったが、よく治るものと治りにくいものと二分極化してきた。

よく治るがんでも遅く見つけたのではダメ、治りにくいがんでも早くに見つけさえすれば大丈夫。（臓器部位別にみた5年生存率は次頁に）

2006-2008年がん診断例の5年相対生存率
（国立がん研究センター・2016年）

部　　位	男		女		男女計	
	%	標準誤差	%	標準誤差	%	標準誤差
全部位	59.1	0.1	66.0	0.1	62.1	0.1
口腔・咽頭	57.3	0.6	66.8	0.9	60.2	0.5
食道	36.0	0.5	43.9	1.1	37.2	0.4
胃	65.3	0.2	63.0	0.3	64.6	0.2
大腸（結腸・直腸）	72.2	0.2	69.6	0.3	71.1	0.2
結腸	73.8	0.3	69.3	0.3	71.6	0.2
直腸	69.9	0.4	70.3	0.5	70.1	0.3
肝および肝内胆管	33.5	0.4	30.5	0.5	32.6	0.3
● 胆のう・胆管	23.9	0.6	21.1	0.5	22.5	0.4
● 膵臓	7.9	0.3	7.5	0.3	7.7	0.2
喉頭	78.7	0.8	78.2	2.9	78.7	0.8
肺	27.0	0.2	43.2	0.4	31.9	0.2
○ 皮膚（悪性黒色腫を含む）	92.2	0.8	92.5	0.8	92.4	0.6
○ 乳房（女性のみ）			91.1	0.2	91.1	0.2
子宮			76.9	0.3	76.9	0.3
子宮頚部			73.4	0.5	73.4	0.5
子宮体部			81.1	0.4	81.1	0.4
卵巣			58.0	0.6	58.0	0.6
○ 前立腺	97.5	0.2			97.5	0.2
膀胱	78.9	0.5	66.8	0.9	76.1	0.5
腎・尿路（膀胱除く）	70.6	0.5	66.0	0.8	69.1	0.4
脳・中枢神経	33.0	1.1	38.6	1.2	35.5	0.8
○ 甲状腺	89.5	0.9	94.9	0.3	93.7	0.3
悪性リンパ腫	62.9	0.6	68.5	0.6	65.5	0.4
多発性骨髄腫	36.6	1.1	36.3	1.1	36.4	0.8
白血病	37.8	0.7	41.3	0.8	39.2	0.6

○よく治るもの　●治りにくいもの

がんと闘うべきか否か

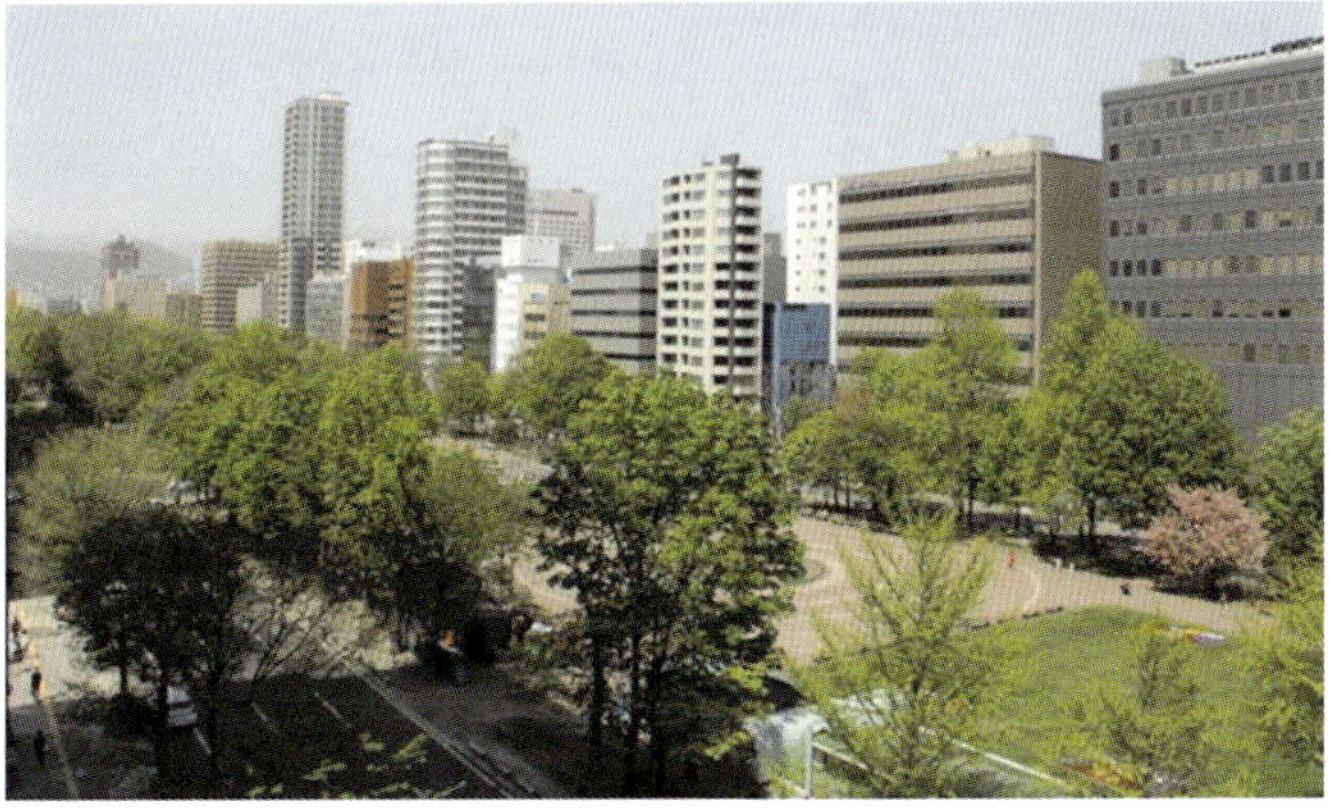

筆者の財団事務所の窓から眺めた早春の札幌大通公園

がんとの闘い方は二つある。
○治癒の見込みのあるとき、がんと前向きに闘うべし
＝がんとの「対決」
●治癒の見込みの厳しいとき、がんとは慎重に闘うか、
無理には闘わないで緩和ケアを重視すべし
＝がんとの「対話」
「対決」と「対話」のいずれを選ぶか、ときには難しい局面に。両者の明確な区別は困難となる。

外科手術だけでがんを完全に摘れればそれでよい。しかし、手術のあとしばらくして「転移・再発」が見つかったらどうするか？

―がん転移を外科的に摘れるか。それがもし無理なら

―放射線療法、あるいは化学療法を受けるか。がんとは可能な限り闘いたい、でもどこまで闘うか。

―免疫療法にも期待したいが、どの程度効くのか。

医師からだけでなく、インターネットなども適正に利用し、出来得る限りの情報をもとに冷静に判断したい。

ステージⅠの診断のつもりが精査の結果、ステージⅡ、Ⅲ、あるいはステージⅣに訂正されることがある。

精査の結果、ステージⅣの、しかも「進行・末期がん」とわかったときはどうするか？

それでもなおがんと闘う「対決」の姿勢を貫くか、あるいは無理に闘わないで「対話」に徹するか。

その判断はますます難しくなる。死生観が問われることにもなる。所詮は本人の責任。決断と覚悟が求められる。

がんと闘うべきか否か。「対決」か「対話」か。次のようなことがあった（P13〜P18）。

ある大学の若い教授

昔の話だが、辛い副作用に耐えて頑張りさえすれば進行・末期膵がんも治ると信じ「強い抗がん剤を是非やって下さい」と敢えて主治医に頼んで化学療法を受けた。治療のせいで彼はすごく苦しみながら旅立った。

本人の希望したこととはいえ、がんと「対決」したことは正しかったかどうか。

むしろケアを中心としたがんとの「対話」が望ましかったのではなかったか？

ある中年のご婦人

どう見ても助かる見込みのない進行・末期卵巣がんの患者さん。ある特定の抗がん剤を是非使ってほしいとの強い申し出があった。

ところが医師は化学療法はその患者にはもはや到底無理（つまり「やるべきでない」）と考えていた。

だが、本人からの「どうしても」とのたっての依頼から、遂に化学療法を行うことになった。つまりがんとの「対決」である。

しかし、医師は熟慮の末、家族の同意を得て希望の抗がん剤を正規の投与量ではなく、敢えて10分の1ほどの量に薄めて投与することにした。だから、がんへの治療効果はなかったが、厳しい副作用もなくて済んだ。

患者は自分が望んだ薬を使ってもらっていることを知って安堵した。「自分のがんはきっとこれで治る」。

そんな安らかな喜びのうちに目を閉じた。

ここで行われたことはがんとの「対決」にも見える。

だが、実際はがんとの「対話」そのものであった。

知り合いのお坊さん

もうひとつ別の話。知人のお坊さんが進行肺がんになった。自らの生死に達観し、がんと闘うことを止め、心安らかに「がんとの対話」の姿勢でおられた。さすが修行された人は違う、とみんなが思った。

ところが、ある時この人が私に真剣な眼差しで問いかけてきた。「先生、私のがんはもう治る道はないのでしょうか？　なんとかなりませんか？　本当のところ、どうなんでしょう」。切羽詰まった声だった。

自らの生死に十分達観していると思われた人からの言葉に私はびっくりした。まだ心の整理がついていなかったようだ。

というよりも、お坊さんは「がんとの対話」の心のなかにも「生」への執念を持ち続け、がんを何とかしたいという「がんとの対決」の気持ちを捨て切れずに悩んでいたのではなかろうか。

三つの話を紹介した。このほかにも、私は人生の極限におかれたがん患者さんの織りなす生と死のドラマから実に多くのことを学ばせていただいた。

がんと闘うべきか、闘わざるべきか？　それを決めるのはときに非常に難しい。

がんを患う人にとってはこの上なく重たいこの問題を、私は二者択一で決めるべきものとは考えない。

「対決のなかに対話」

「対話のなかに対決」

があるからである。この二つは同じ一つの土台のうえに立っている。

だから両者は分け得ないだけでなく、むしろ互いに助け合うべき一体のものなのである。

「がんと闘うな」と
いう考えもあるが

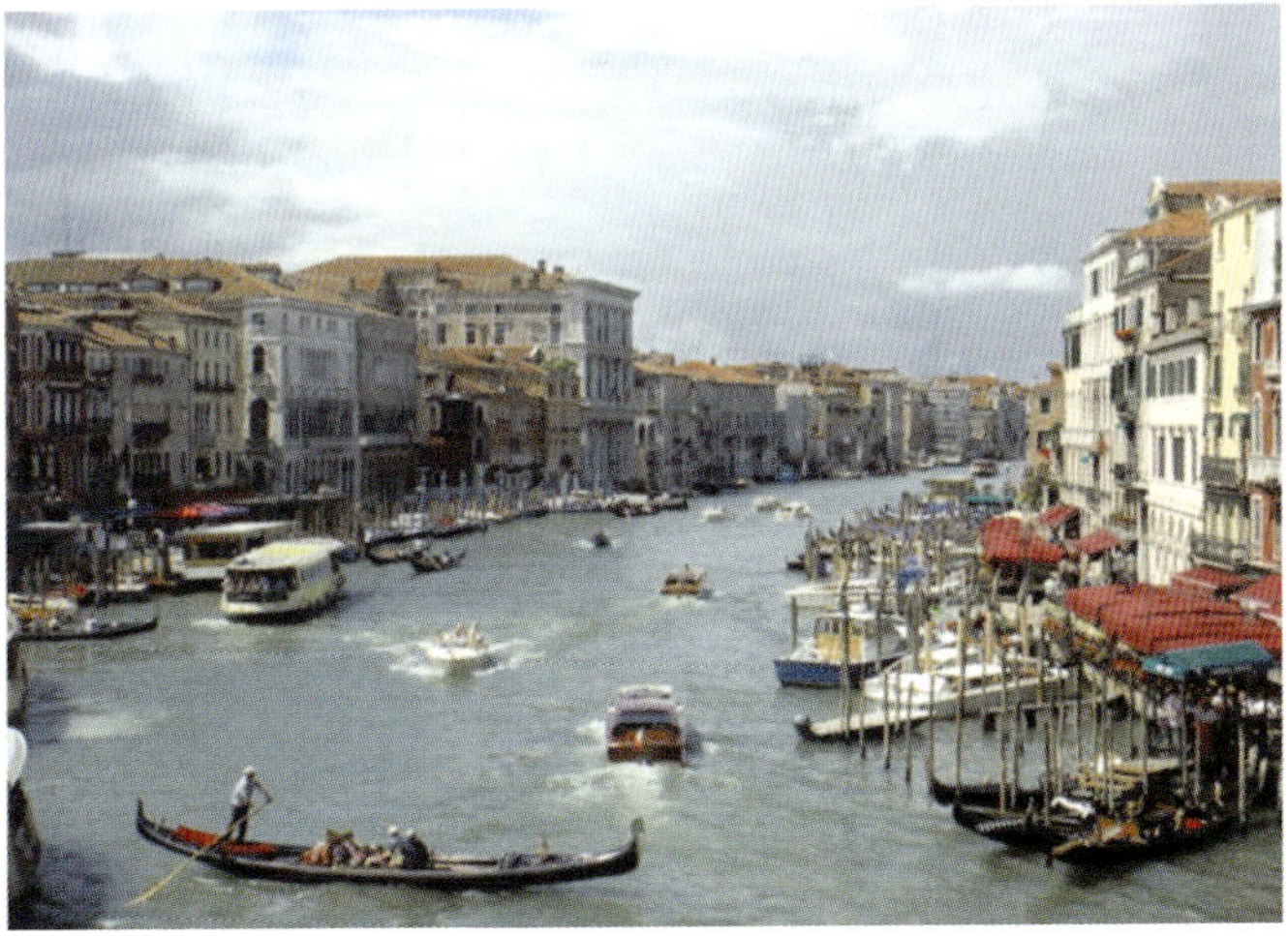
ベニスの港の賑わい（堀田知光さん提供）

慶應義塾大学病院におられた近藤誠氏のベストセラー「患者よ、がんと闘うな」（幻冬舎）の第一章にこうある。「抗がん剤は効かない。抗がん剤は命を縮めるだけ」。化学療法に限らず「患者はがんと闘っていると思っても、それはがんと闘っているのではなく、治療による副作用と闘っているに過ぎない」と氏は主張する。だから、がんになっても「がんとは闘うな」、「対決するな」という。

私はこの近藤誠氏の考えには賛同できない。現実をよく見てみよう。

いまは抗がん剤にしても、使い方に習熟した専門医も増えてきた。副作用は全くないわけではないが、抗がん剤はかなりよく効くようになってきた。がんの5年生存率もかなり高くなってきた。

とくに最近、患者さんのがんの遺伝子異常を調べ（ゲノム医療）、最適の抗がん剤も事前に選別できるようになった（分子標的療法）。

さらに注目すべきことに有効な免疫療法も出てきて、がんはかなりよく治るようになった。だからがんとは可能な限り闘うべきである、というのが私の考えである。

近藤誠氏はさらに「がんの放置療法」をすすめている。がんになってもがんと闘わずに（治療することなく）放っておいた方がかえって長生きする。その方が副作用で苦しむことなく、患者は幸せだという考え。

確かにがん放置療法が正しいこともある。例えば進行・末期がんのとき。通常、対症療法・緩和ケアのみを行い、がんを叩くための積極的な治療を見合わせる。

だからといって、近藤氏の考えを「治療可能なものを含むすべてのステージのがんに当てはめていい」ということにはならない。

「がんは月日とともに次第に悪くなっていく」。

この科学的事実は是非知ってもらわなければならない。手遅れになった末期がんは別としても、治る可能性のあるがんまでを放っておいていいわけはない。絶対にダメ。火は「ボヤ」のうちに消さなければいつか必ず「大火」になってしまう。それでいいかということ。大原則は「対決」である。極めて明快な話である。

だから「患者よ、がんと闘うな」「がんは放っておけ」の考えが正しい場合があったとしても、例外は例外。例外を普遍化し、これを原則とするのは無茶、無謀な話である。「みんながかんを正しく知ってほしい」。私の願いはこれに尽きる。

がんとの闘いはがんをよく知ることから

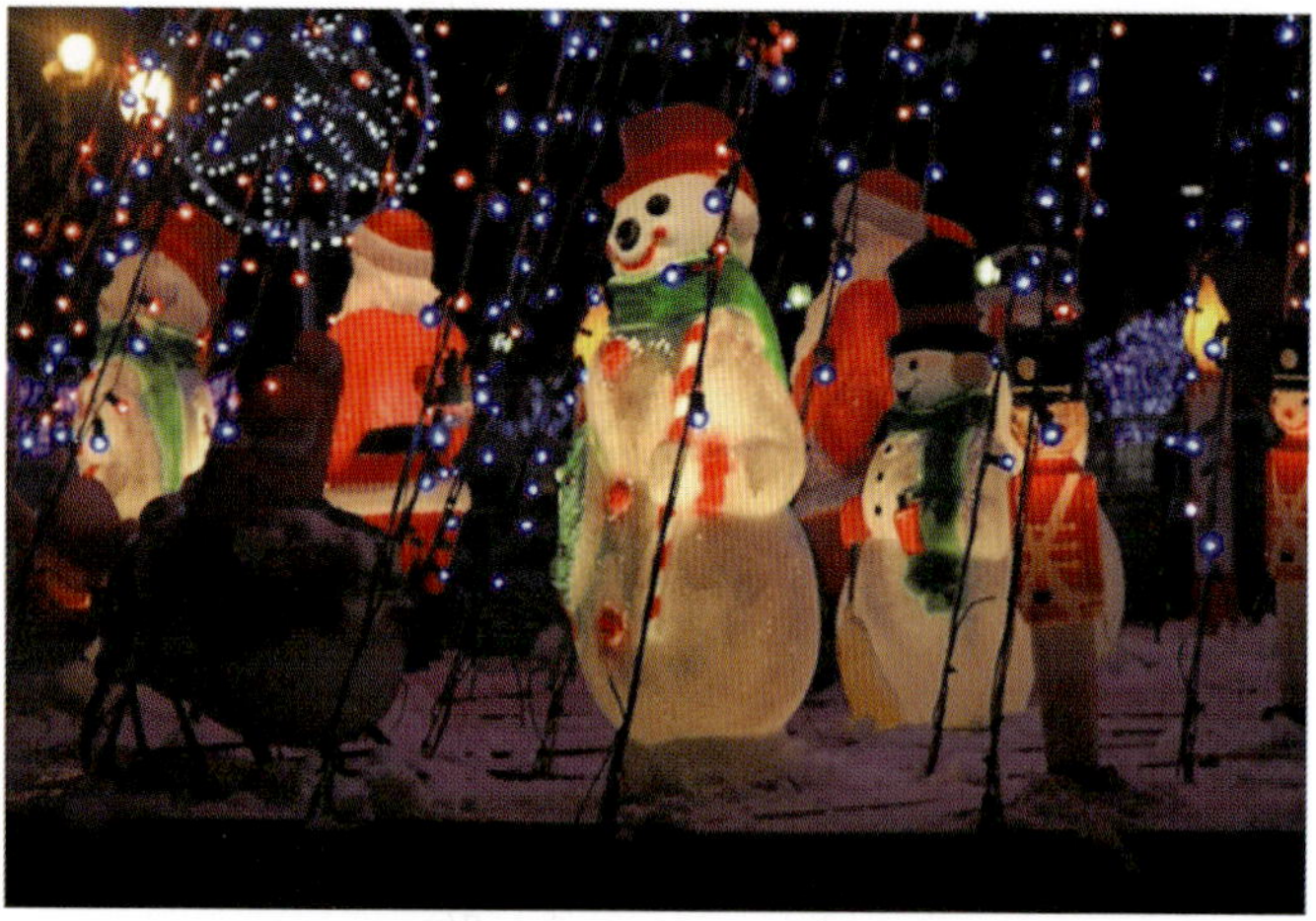
国際的なイベント・札幌雪まつり

がんは発生してからの長い年月のなかで次第に悪くなって、周辺への浸潤、転移を起こす。これが「**悪性化の進展**」といわれる現象である（次頁の図）。

なぜ悪性化が進展するのか。いったんがん化した細胞は不思議なことに「遺伝的に不安定」になる（次々と突然変異mutationが起き易くなる）からである。

突然変異のほかに、生活習慣によってもたらされるエピジェネティクス（epigenetics）と呼ばれる遺伝子の構造・発現異常も一緒になって、がん細胞の悪性化は進展する。

このようにがんの悪性化は年月とともに進むのだが、悪性化の進展の速度や程度は一人ひとり違う。一様ではないのである。

次頁の図表で示すＢ、Ｃタイプのがんが悪性化の通常のパターンで、症例数としては最も多い。一方、Ａタイプ（急速に悪性化）とＤタイプ（なかなか悪性化しない）のがんは比較的珍しい。

あらゆるがんの発生からの長い全経過を見ることによって、すべてのがんが益々がんらしく悪性化していく、がん全体の「多様な姿」が見えてくる。

がんの悪性度の動きとその多様性

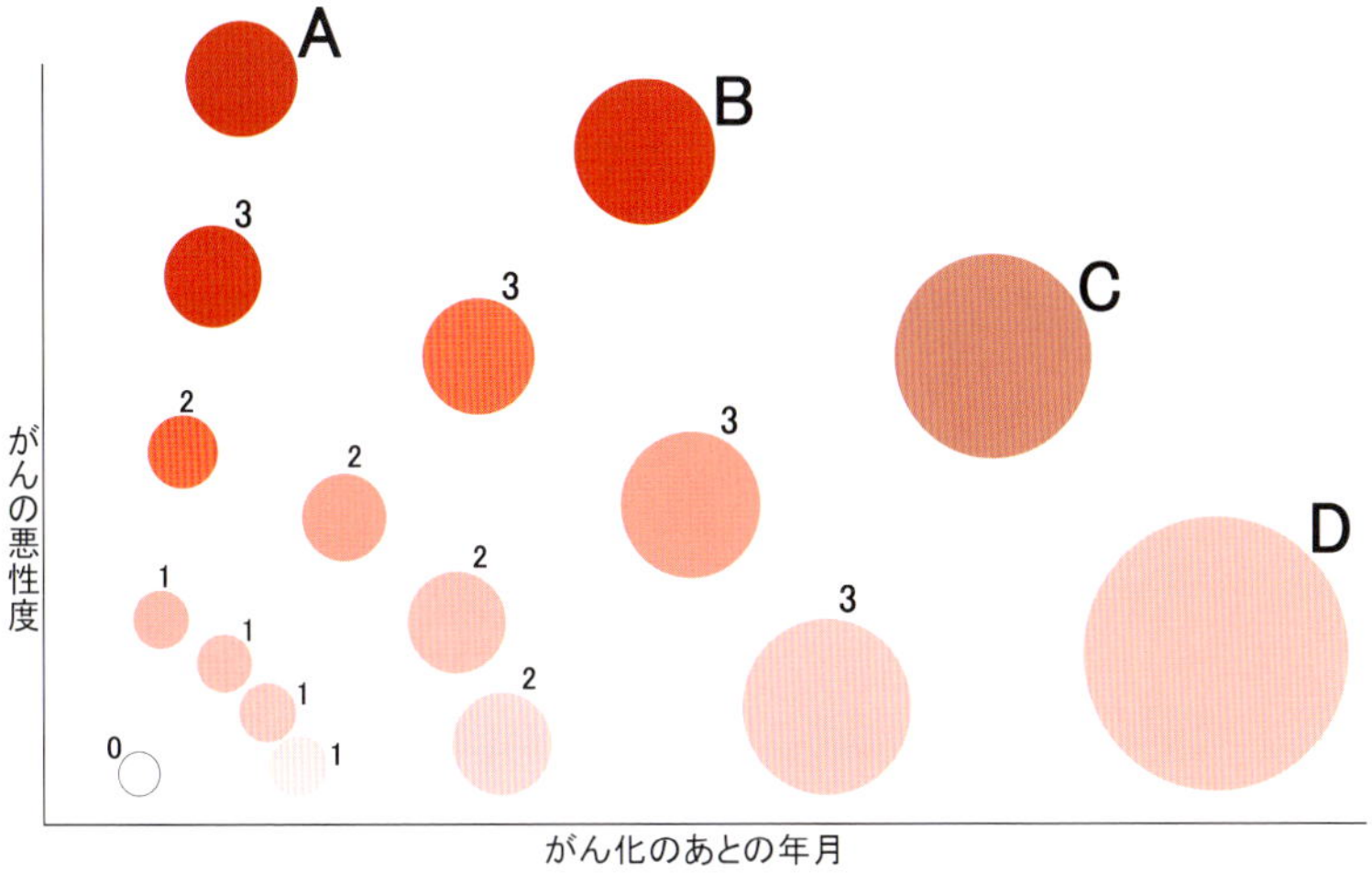

円の大きさはがんの大きさ、色の濃さは悪性度を示す
（著者原図）

がん化は０からスタートし、がん細胞の悪性化は１→２→３→と進んでいく。悪性化の大多数はB、Cタイプ。稀に悪性化が急速に進むAタイプと、なかなか進まないDタイプがある。「がんの悪性化の動きもいろいろ」である。

発生してから時間を経過したがんは一般に大きい（前頁）。仮に小さいままのがんであったとしても、悪性化が進んでいることが多い（円のなかの色が濃い）。だから当然、患者の予後（生死の見通し）は悪くなる。

早期に発見されるがんは一般に小さい。小さければ手術で取りやすい。だからいい、という単純な話ではない。早期のがんはその性質がおとなしく、まだ悪性化が十分進んでいない（円のなかの色が薄い）からいいのである。

がんの早期発見が大切なことはいうまでもないが、それはがんが十分に「悪性化する前の段階での早期発見」という意味のものでなければならない（拙著「**人間腫瘍学**」を参考に）。

第2部

「生と死」からみたがん
――がんは憎いか

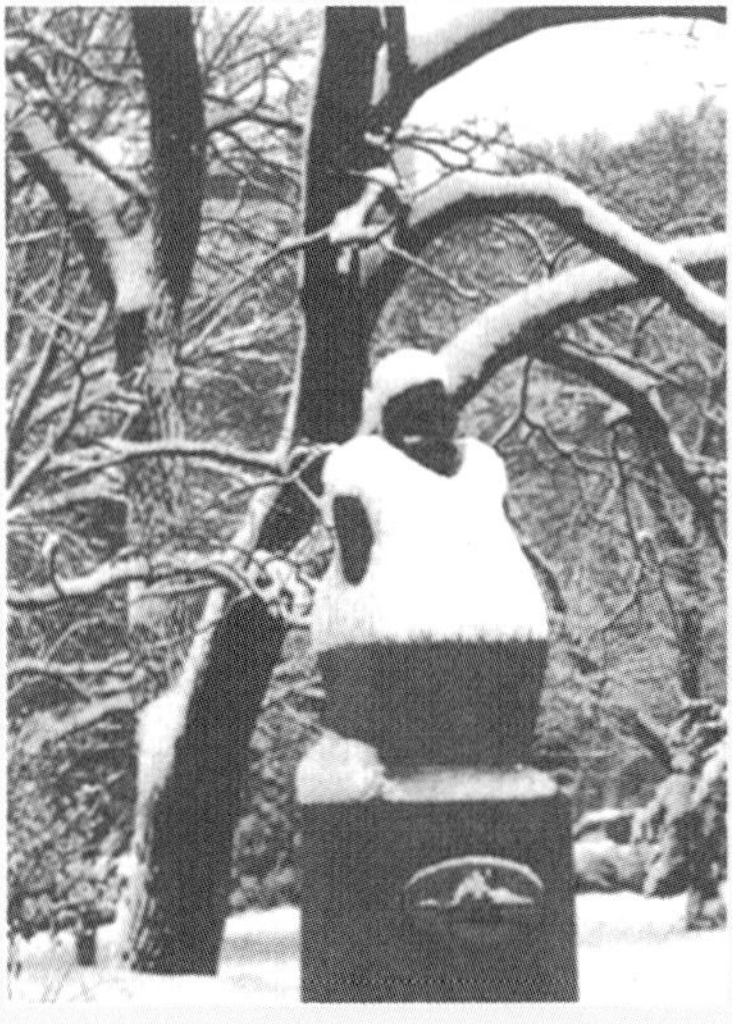

雪をかぶる北大クラーク像

○「がんは人を殺すから憎い！」。だからがんを叩かなければならない。正直な受けとめ方である。だが、最近このイメージが変わりつつある。「がんは憎い」だけでは対応し切れなくなってきた。

●「がんそのものは必ずしも憎めない」側面がある。どういうことなのか？

著者自身はがん研究をすることでがんは解決すると信じて研究の道に入った。ただし私のがんに対する考え方は、長い年月とともに次第に変わってきた。その移り変わりを紹介してみたい。

自分と出会う

小林　博
（北大名誉教授）

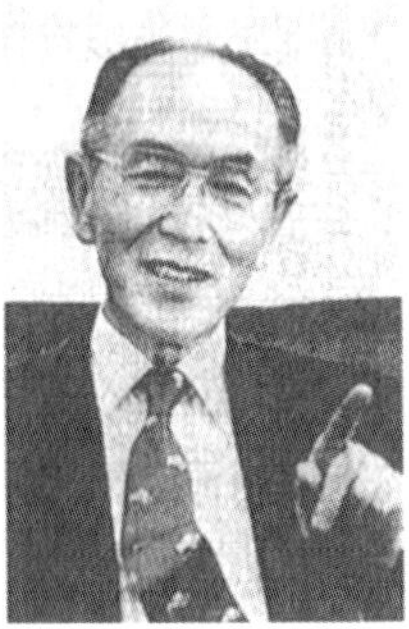

朝日新聞からがんについて何か書くようにとの依頼を受けたことがある。掲載された拙文（1993年9月27日）の一部は左記のとおり（P31～P35）。

（前略）

私の研究成果の一つに、白ネズミの自分自身（self）のがん細胞に、あるウイルスを感染させて自分自身ではない「よそもの」（not self）のがんに作り替える「異物化」の試みがある。異物化したがんは面白いことにみんな治ってしまうのである。そのときは感激し興奮し、がんの免疫はこれで解決したと内心驚喜したものだった。

がんを異物化させたあとに作られるがん免疫の強さは非常に強力なものだった。だが、その強さになお一定の限界があることがわかってきた。またこの異物化現象を動物のがんから人間のがんに応用することへの大きなギャップに悩んだ。

人間のがん治療に役立てることのできないいら立ちのなかで、ふりかえって自分たちの熱中した研究は一体何だったのか、やるせなさと無力感に似たものを感じた。どんなにいい研究でも、医学の歴史の一ページに、いや、一行にでも残れば大したものだという先人の言葉も思い出した。

いまになって思うことは、生命の神秘がまだナゾであるように、研究がいくら進んでも新生物（がん）の本体はなかなかわかってこないかもしれない。

仮にがんの本体がわかったとしても、進行・末期がん患者を治せるとか、がんをこの世から無くすることにはならないのではないかという思いである。

（中略）

弱気なことを言っては、若い研究者にしかられるかもしれないし、政府のがん対策に水をさすかも知れない。一連の研究をとおして私が痛感したことは「相手をよく知り己もよく知らねばならない」ということであった。（中略）

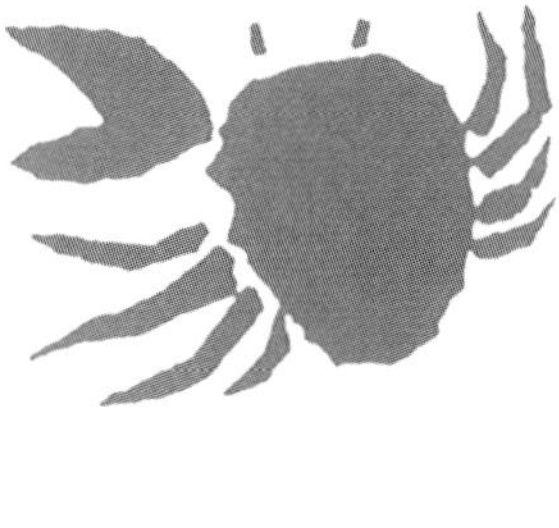

世の中に、がんに対する新しい見方が生まれてきた。それは、がんをただ憎いから叩（たた）くのではなく、ときに身内のがんと話し合う余裕の大切さが理解されるようになってきたからである。

単なる延命のためのがん治療を避け、身内のがんと対話し、人間らしい尊厳死を求める動きもその一つである。がんには「対決」だけではなく、「対話」の心が大切なのである。

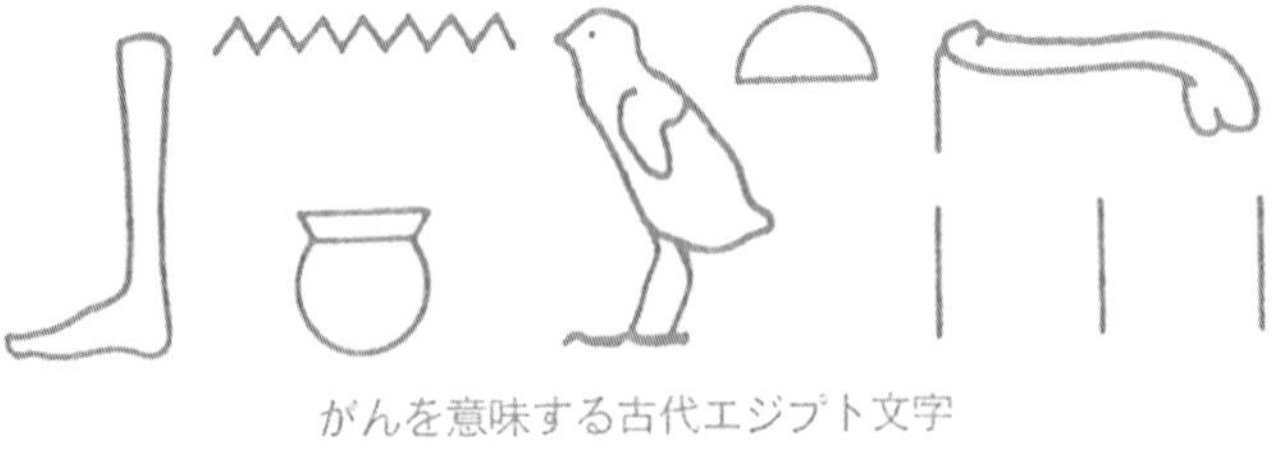

がんを意味する古代エジプト文字

最近、私自身の気持ちも落ち着いてきた。がん研究は、冷徹なサイエンスとしての研究だけではなく、心のある人間（患者）の研究でもあると感じたからである。患者のためにこそ医療があり医師がいる。

死の看取りを学ぶ「緩和医療」も医学の敗北を意味するものではなく、患者が人間らしく生きることを助けるための医学である。

（中略）

かくいう私自身どんな病気であの世にいくか、出来るものならもう少し生かしていただいて、もし選べるならやはりがんで死にたいと思う。

（以上、筆者が新聞に書いた文章の要約）

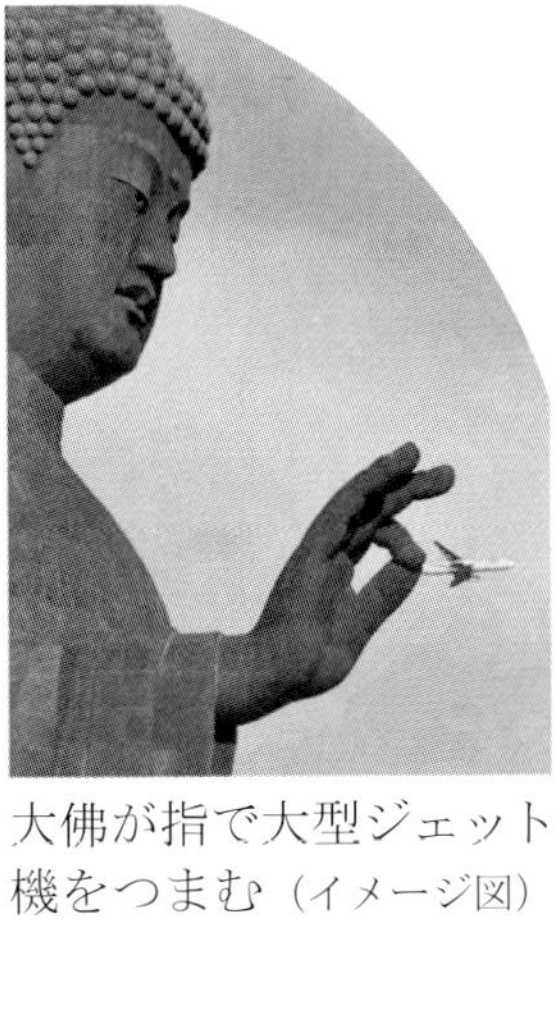

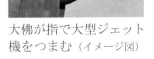

大佛が指で大型ジェット機をつまむ（イメージ図）

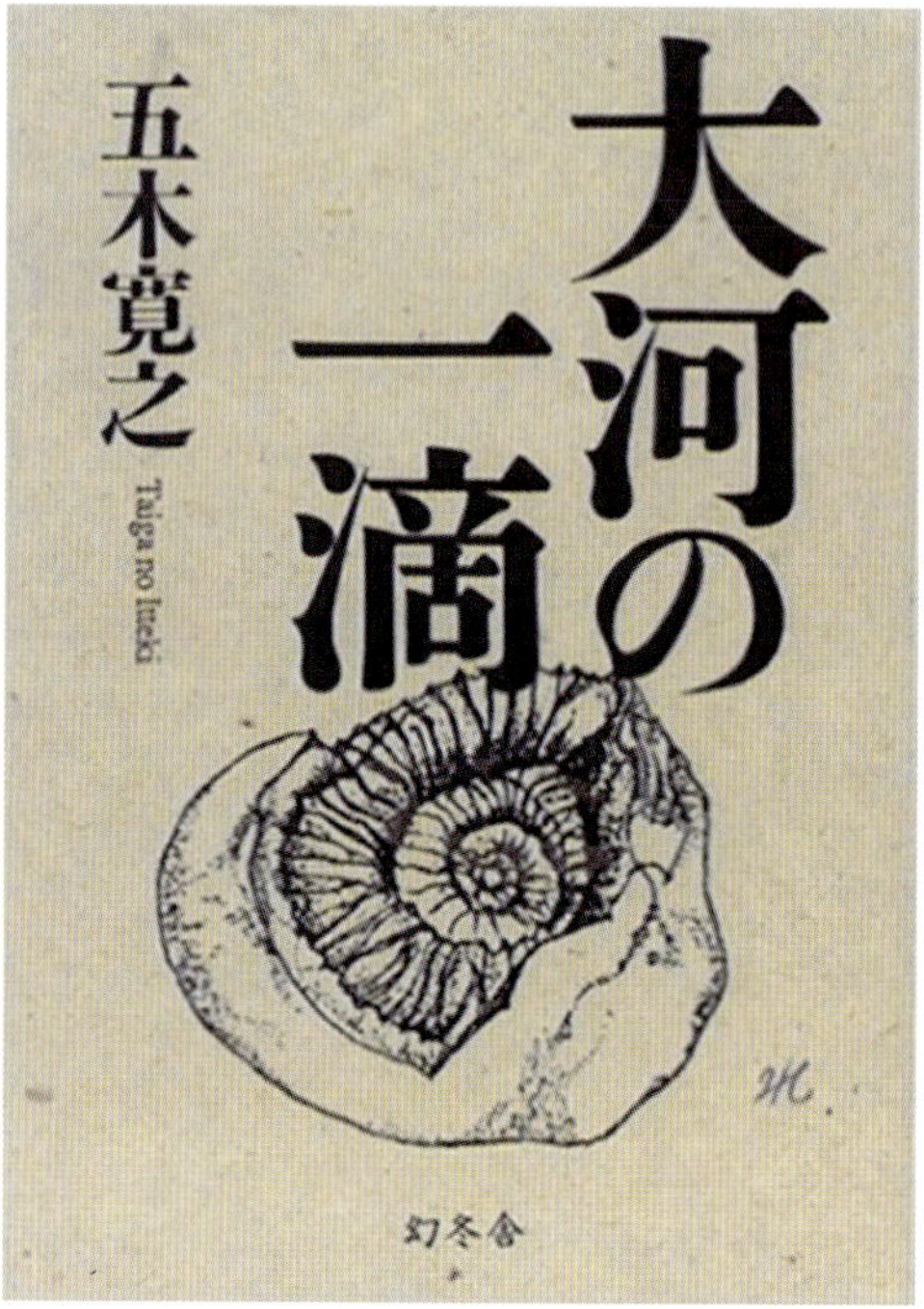

初版 1999 年 3 月

有名作家の五木寛之さんは朝日新聞に書いた私の文章（P31-35）に気付かれたようで、ご自分のベストセラー「大河の一滴」に 3 頁に亙って紹介して下さった。その要旨を掲載させていただく（P39 まで)。

（五木寛之さんの「大河の一滴」から抜粋）

「たとえば癌という病気があります。あれは人間の体に悪いものだから、征圧しなきゃいけないというのがこれまでの考えかたですが、それはもう古い考えかたなのです。札幌がんセミナーの理事長で癌の病理学の第一人者である小林博というかたが、新聞にこういう意味のことを書いておられました。人間の体をつくっている50兆個の細胞は、すべて老いていくものである。また、紫外線や汚染物質などによって常に傷つけられている。その傷つき老いていく細胞たちを、なんとかささえていこうというはたらきのなかから、癌というものが発生するのではないだろうかと思うことがある、と。」

★★★★★★★★★★★★★★★★★★★★★★★★★★★

「老いたり傷ついたりして分裂能力が衰えた細胞があると、その周囲にそれをバックアップしようという善意のボランティアが出てくる。彼らは衰えた細胞をカバーしようとしゃにむにがんばって、旺盛に分裂し、殖えていく。あげくに止まらなくなってしまう」。（中略）

★★★★★★★★★★★★

「この善意の自己細胞を叩きつぶすとか放射線で焼き殺すとか闘病とか、そういう考えかたは基本的にどこかズレているとぼくは思う。癌は悲鳴をあげながら暴走している哀れな細胞です。だれか止めてくれ、と叫びながら突っ走っている」。（中略）

★★★★★★★★★★★★

★★★★★★★★★★★★

「たとえば家庭内に非行少年がいるからといって少年院に送りこめばいいというものではないでしょう。がん細胞も自分の家族なのだ。家族が悲鳴をあげながら暴走しているなら、それはなんとかして家族全体で救わなければいけない…。」（後略）　（以上が五木寛之さんの文章）

◇

いずれにしても五木寛之さんは「がんを憎むべきものとか、おぞましいものとしてではなく、むしろ受容すべきもの」として、温かい目でやさしく見ておられる。

がん細胞はもともと弱った細胞の身代わりに生まれた、いわば救世主のような大切なものであったとすれば、五木さんの考えも大きな抵抗もなく理解できる。

かつて、患者のがんを抗がん剤で叩いて、「がんが小さくなったと喜んでいるうちに患者が亡くなった」ということが多かった。

幸い、2000年（平成12年）頃には「がんがあっても止むを得ない。無理な治療はしないで、がんとの共存共生をはかることも大切」との考えが理解され、臨床の現場に取り入れられるようになってきた。私のいう「がんとの対話」である。

抗がん剤にも進歩がみられた。がんをただ叩くだけでなく、副作用の少ない、身体にやさしいものが求められるようになってきた。

話題を変えて

読者のみなさんへの質問‥

世のなかに無くてはならない大事なものは沢山ありますが、絞っていくと「健康」「お金」「愛」の三つに集約できます。そのうち一つだけを取ることが出来るとしたら貴方はどれを取りますか？

「健康」を取りますか？

あるいは「お金」？

それとも

「愛」？

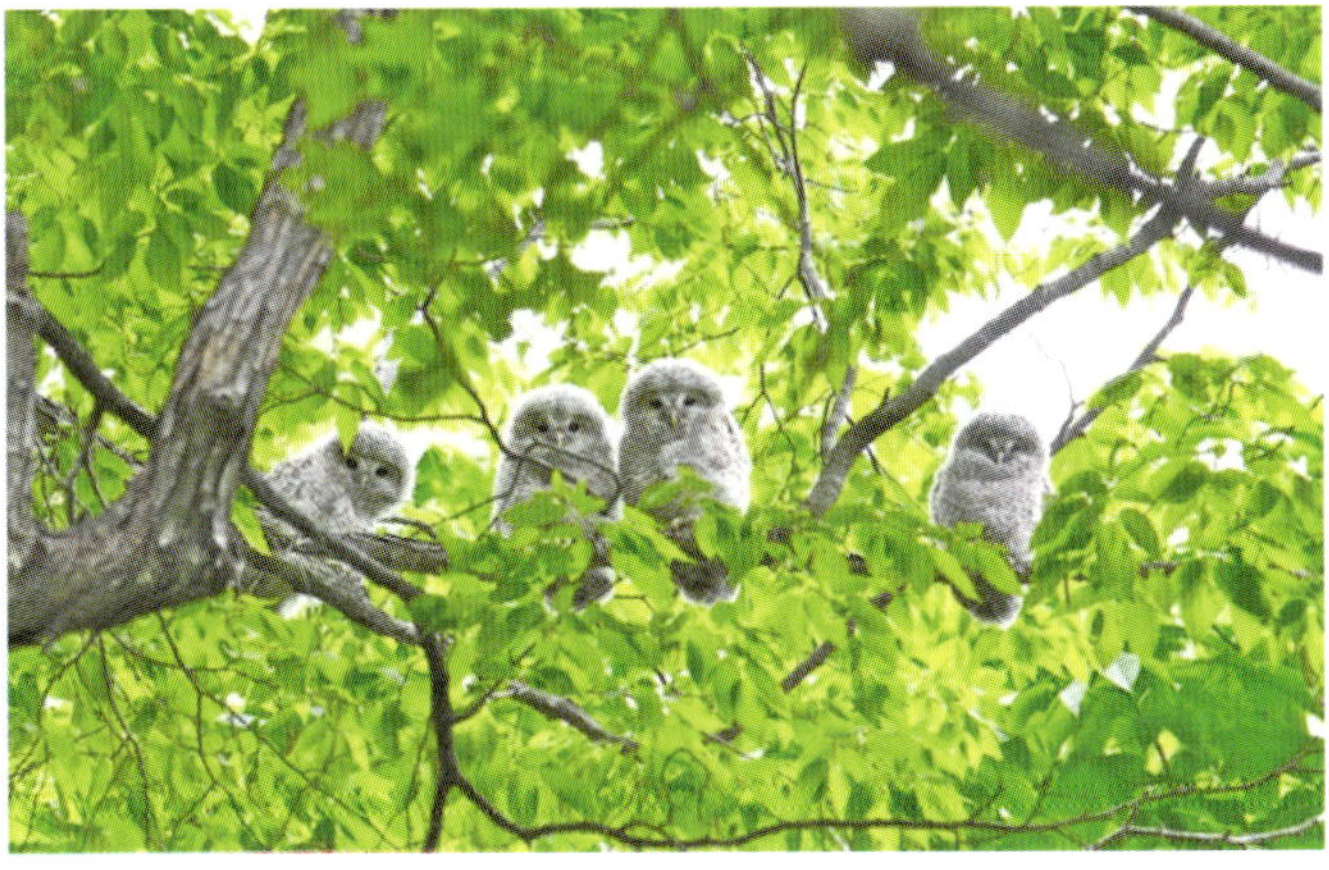

ある日の朝・札幌市内で（長谷川定男さん提供）

三つとも生きるために必要不可欠と思われるのに「一つだけ」なんて無茶な質問に違いない。でも、現実に起こり得ること。敢えて読者のご意見をお聞きしたい。

回答は一人ひとり違って結構なのだが、いままでの経験からいうと、たった一つ取れるとすればそれは「健康」と答える人が圧倒的に多かった。

さて、この同じ質問を「いまがんに罹って悩んでいる人達」にしてみた。驚くことにみなさんの回答は「愛」であった。健康ではなくお金でもなく、全員が揃って「愛」と答えたのだった。

同じ質問をかつて、ある大学の医学生にしたことがあった。大部分の学生はやはり「健康」との答え。そのうち一人が私に「先生自身はどう思われますか？」との質問。私もまた「健康でしょうね」と答えた。

でもその後、私の考えは長年の人生経験とともに変わってきた。確かに健康もお金もなくてはならぬ大事なものに違いないのだが、いつの間にか私は「愛」と答えるようになっていた。

私はがんに罹って悩んでいる人だけでなく、家族をがんで亡くし悲歎にくれる人など、多くの人にとって究極的にもっとも大切なものはやはり「**やさしい、いたわりの心**」、つまり「**愛**」ではないかと気付いたのである。

がんとの闘いは死との闘い

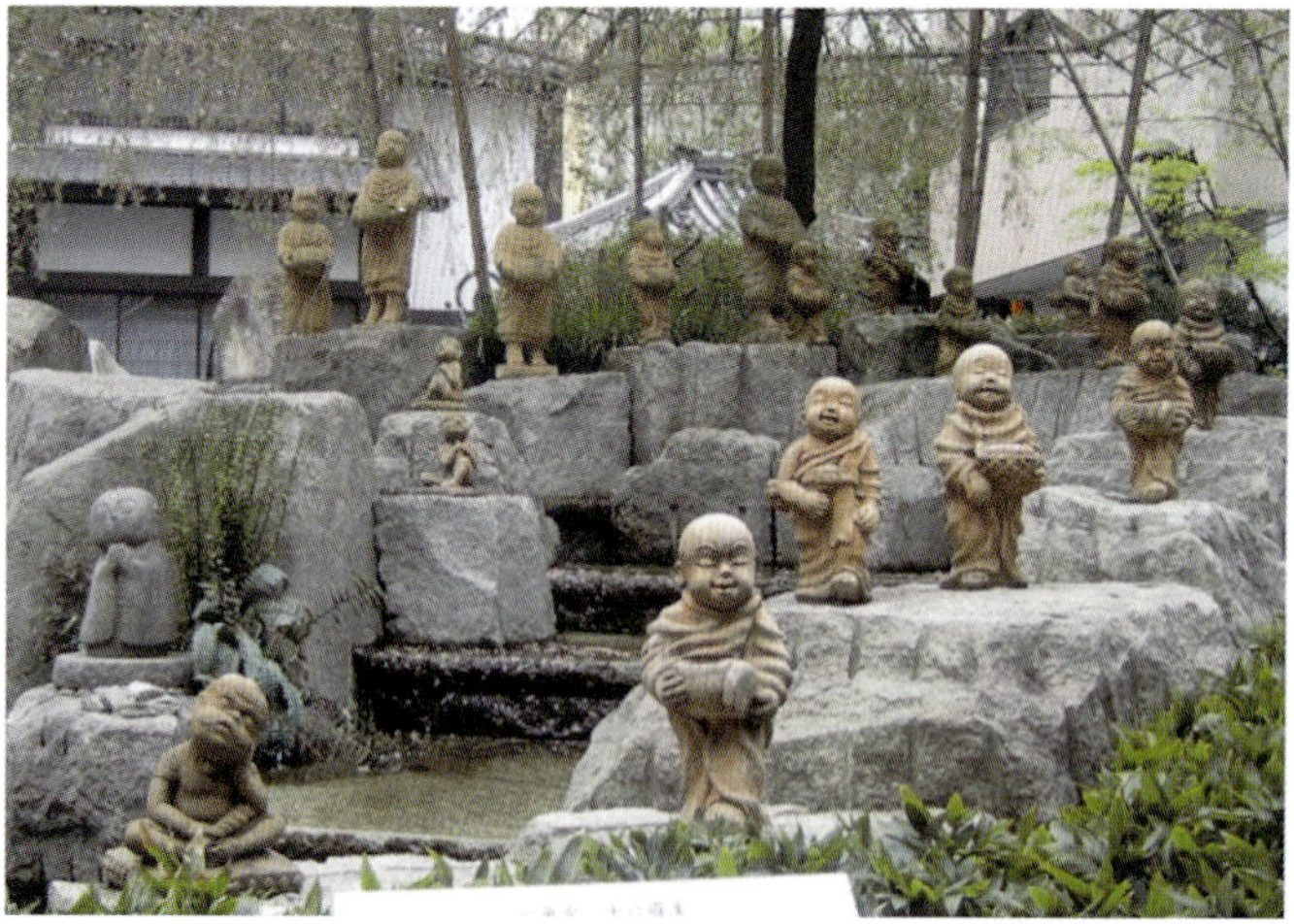

京都六角堂・十六羅漢（豊國伸哉さん提供）

本題に戻ろう。人はなぜ「がんと闘う」のだろうか？「がんは死に至る病」として、すでに私たちの脳裏に深く刻み込まれている。つまり「がんと闘う」のは、要は「死にたくない」「**死との闘い**」なのである。逆にいえば、「死の恐怖と闘う」ことが「がんとの闘い」にもなる。

それでは「死の恐怖と闘う」ためにどうしたらいいのか。その恐怖を乗り越えるための有効な方法はあるのか。

私はそんな難しいことを語る才覚も資格もないのだが、少しでも救いになればとの思いで、敢えて一つの私見を紹介してみたい（P46～P51）。

私は「死」について静かに考え、自らに言い聞かせる。

私たちは生まれてきたこと自体が、なんといっても「超奇跡の偶然」の出来ごとであった（無数の精子と卵子のなかからとくに選ばれて一組が結合し、この世に生を享けた）。

しかも、私たちは超広大な宇宙のなかの目に見えないほどの超微小な「一点」に、しかも永劫なるときの流れのほんの「一瞬」に生きている。

いま私たちが「生きている」、いや正確には「生かされている」ことこそが、むしろ「異常なこと」「不自然なこと」ではないだろうか。つまり「自分は余りにも小さな仮の存在である」ことに気付く。

人類が始まって６００万～７００万年。その間に、あの世に旅立った世界の人達の総数はどのくらいになるのだろうか？　いろんな推測はあるが、２０００年(平成12年)の時点で人類の総死者数は

凡そ　１、１２０億６７６０万人　といわれる。

(香原志勢著「人類生物学入門」中公新書)

世界の現人口は72億人。死者の数はこれからもどんどん増えていく。だれ一人例外なく、みんながあの世へ旅立っていく。この状況はこれからも永遠に続く。

一人の人間の存在がいかに小さいかに改めて気付く。

「生と死は不分離、一体のもの」「死は生の一部でもある」「死は特別のことではない」と思えてくる。

そして、人間は死んで「個体」としての「生」は終わる。生きかえることや生まれ変わり（復活）はあり得ない。少なくとも医学的にはそういわざるを得ないと思う。

でも、わが身（精子・卵子）の「遺伝子」だけは古代から引き継がれ、今後も末長く永遠に引き継がれていく。個体は消滅するとしても、遺伝子レベル（極端にいえば一つの分身とか、人間の魂、あるいは命と云ってもよいのかも）では永久に続くということである。

このことは私たちの慰めにはなる。しかしこの事実も私たちが身をもって確かめることは出来ない。

「永久に生き続けるもの」がある。

実験室の試験管内で培養される正常細胞はいつか必ず分化して死ぬ。ところが、死ぬことなく永遠に生き続けることの出来る細胞がある。それが、唯一つ「がん細胞」なのである。

がん細胞は少なくとも試験管のなかで永遠に生き続けることが出来る。だから生体のなかにあっても、がん細胞は本来、永遠の命（不死）を求め、これを生き甲斐に生まれてきたのではなかったのかと思う。

しかし、このがん細胞も宿主である個体が死ぬことによって自らも死ぬ。だからがん細胞といえども生体内で永久に生き続けることなく、やがて死を迎える。

試験管内の話から現実に戻ろう。

私たちの生命は永遠ではあり得ないし、みんな必ず死ぬ。だからこそ、私たちがいま生きていること自体が、「信じ難いほどの貴重な贈りもの」として超格別に与えられたものであるように思えてならないのである。

「朝、目が覚めて人生が始まり、夜床について人生を終える」。一日は長い人生の凝縮したもの。だからその一日（正しくは一瞬！）は極めて貴重なもの。この事実を殊のほか大事にしたい。

有難いことに、いまはその一日、一日の反復が許されている。なんと幸せなことか。

といいながらも、死への不安はなかなか消えそうにない。いま私が自らに常に言い聞かせる自作の格言がある。

「生きること　所詮この世の仮住まい
死にいくは　生まれる前に戻ること」

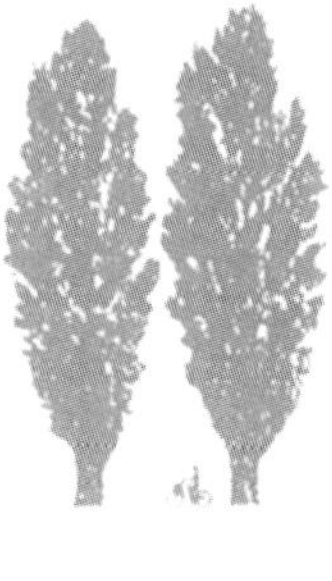

旅というものはどこに行っても戻れるところがあっての話である。人生の旅も「生まれる前」という戻れるところがあってはじめて安心して旅立てる。

死んであの世（生まれる前）へ行ってこの世に帰ってきた人はだれ一人いない。それほど「生まれる前に戻れるところ」（仏教でいう浄土か？）は余程落ち着いたいいところでないのかなと思う。

がんで逝くのも悪くはない？

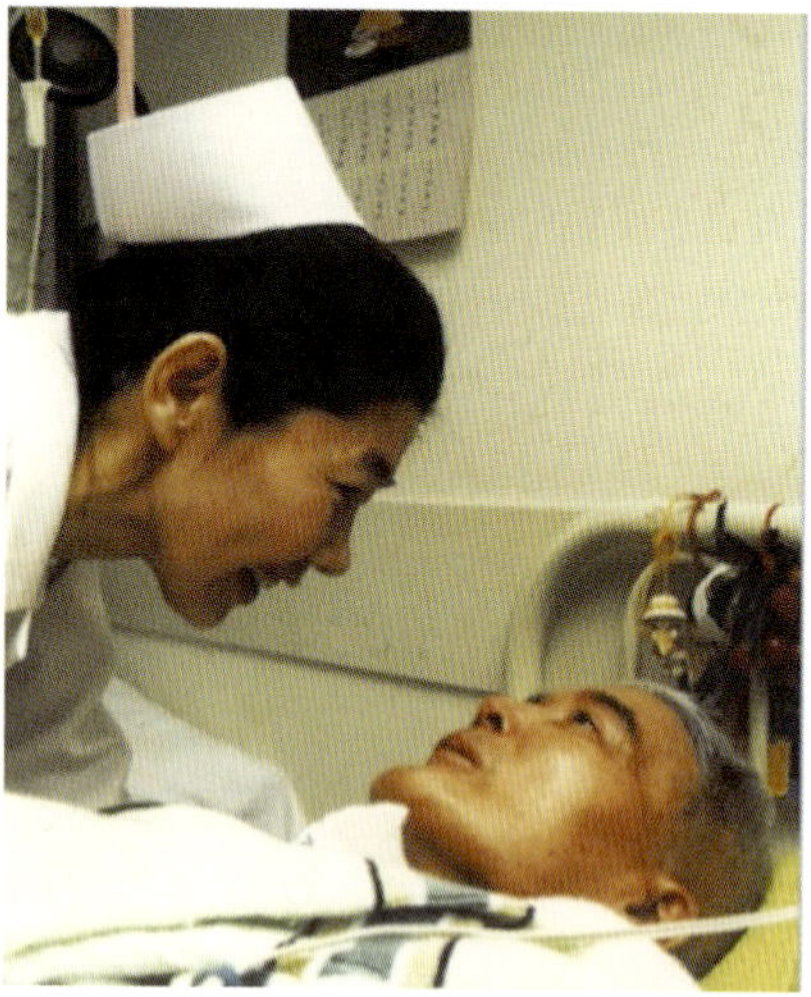

患者に寄り添う（石垣靖子さん提供）

がんになっても、あるいはがんでなくても「死を受け入れる気持ち」が少しでも芽生えてくればしめたもの。最近、なぜか「がんで逝くのも悪くないね」との声が聞こえるようになってきた。もちろん他の病気と比べてのことだろうが…。

あの世への旅立ちは私たちみんなにとって止むを得ないことだし、死ぬときの病気も選べるものではない。でも、あれだけ怖いものとして忌み嫌われ、憎まれてもきたがんが、なぜか受け入れられるようになってきた。どうしてだろうか？

世のなかのがんに対する受けとめ方が少し変わってきたようである。

仮にもし自らの死因を選ぶことが出来るとしたら、肺炎を除く現代三大死因①がん ②心筋梗塞 ③脳血管障害（梗塞、出血など）のうち、貴方はどれを選びますか？

②③だとすると死に方はピンピンコロリ（ＰＰＫ）。

（つまり突然死が多い。理想の死に方のようにも見えるが、別れの言葉を発する余裕もない。生き延びて「寝たきり」ということもある）

①の場合の死に方はピンピン枯れる（これもＰＰＫ）。

（突然の別れではなく、時間をかけ巨木が命つき自然に倒れるように逝く！）

要するに死因は「ピンコロ」②③がいいか、「ピン枯れ」①がいいかということになる。

死因としての「がん」が必ずしも悪くない理由はいくつかある（P55～P58）。

心身のQOL（生活の質）を客観的に評価するための一つの指標として、WHOのダリー(DALY:Disability–adjusted life year 障害調整生存年数＝苦しみの程度と闘病年数を人口10万人当たりでみる）というのがある。この数値が大きいほど、生きていくうえでの辛苦が大きい病気ということになる。

驚くことに、がん全体のダリーは多くの人が予想するほどには大きくはない。次々頁の**図表**で示すように、がんのダリーを他の疾患、たとえば神経・精神系疾患のダリーと比較してみるとよくわかる。

次頁の図表（下の部分）で示すように、すべての疾患のダリーを１００％とすると、「がんのダリー」は全疾患の18・5％。「神経・精神系疾患のダリー」は20・7％。つまりがんは死亡率（図表の上の部分）が非常に大きい（31・9％）のだが、ダリーはさほど大きくはない。逆に神経・精神系疾患は死亡率が極端に小さい（僅か1.6％）のだがダリーが極めて大きい。この事実は「がんによる苦しみ」は、予想外にも神経・精神系疾患に比べる限り、さほどでもないことを示唆している。

この大きな理由は、がんの闘病年数が神経・精神系疾患でかなり長期なのに比べ、比較的短期だからであろう。

死亡率とダリーの関係

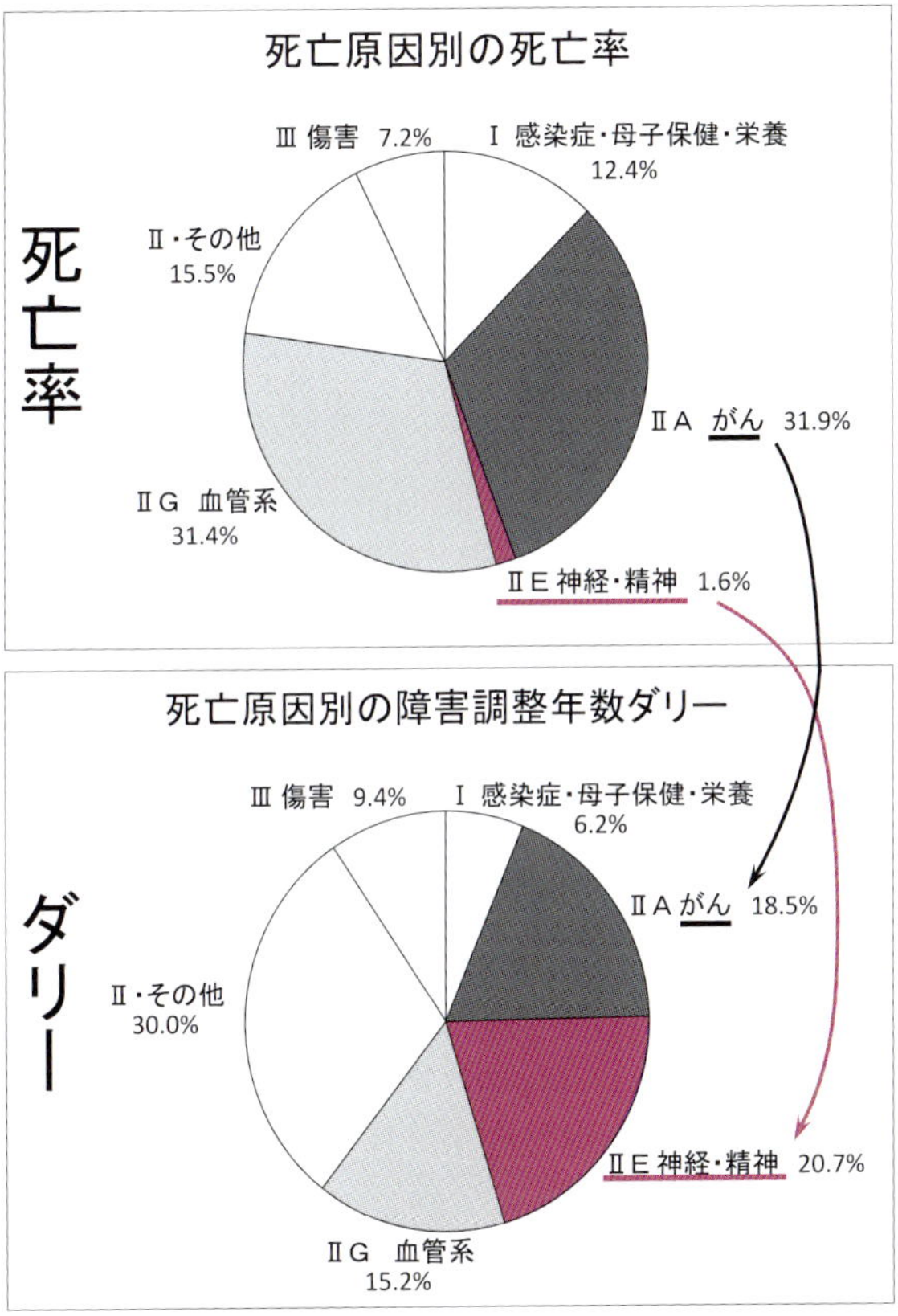

わが国の全死因に占めるがん（黒色部分）の死亡率は大きいが、ダリーは比較的小さい。神経・精神系疾患（赤色部分）は死亡率は極端に小さいが、ダリーは非常に大きい。ちなみに心臓血管系疾患（灰色部分）の死亡率は31．4％。ただしダリーは15．2％。

結論として「がんで逝くのも悪くない」の声は「がんは心臓血管系疾患のように突然死することはない。しかし、がんは治らない場合であっても、長く病むこともなく一定の時間のあと人生の区切りをつけてくれる」。

しかも「死ぬまでの余裕の時間を有効に使える」。その間「適切なケアで、大きく苦しむことなく自分らしく尊厳死出来る。夫婦、家族との絆を固めることも出来る」。

こういういわばプラスの事実が積み重なって、本人だけでなく家族にとっても「がんで逝くのも悪くないね」となったのではないだろうか（「**人間腫瘍学**」参照）。

では本当にがんも「悪くない」といい切れるだろうか。

①健康長寿を全うした高齢者にそういえたとしても、小児や思春期・若年成人のがんに対してもいえるか。

②逝く人の心の辛さはその人にしかわからない。見舞い人が逝く人に「元気を出して」「頑張って」と励ます言葉が白々しく、ときに苦痛を与えることもある。

③がんで逝く苦しみは本人のみならず、家族も辛い。その苦しみはがんに関連したことだけではない。だから「がんで逝くのも悪くない」などと簡単にいえないのではないか、と私は思う。

生あるものには必ず死がある。

私たちはこの鉄則を、死因がなんであれ素直に受け入れざるを得ない。

あと望むことがあるとすれば、死に至るまでの苦しみが出来るだけ軽いものであって欲しいと願う。

そのための医学の進歩もある。医学は死に逆らうためのものだけではないと思う。よりいい死を迎えるためのものでもなければならないのである。

緩和ケアpalliative careは病の始めから終わりまで、その苦しみを和らげ、よりよい生を全うするためのものである。

第3部
「老い」からみたがん

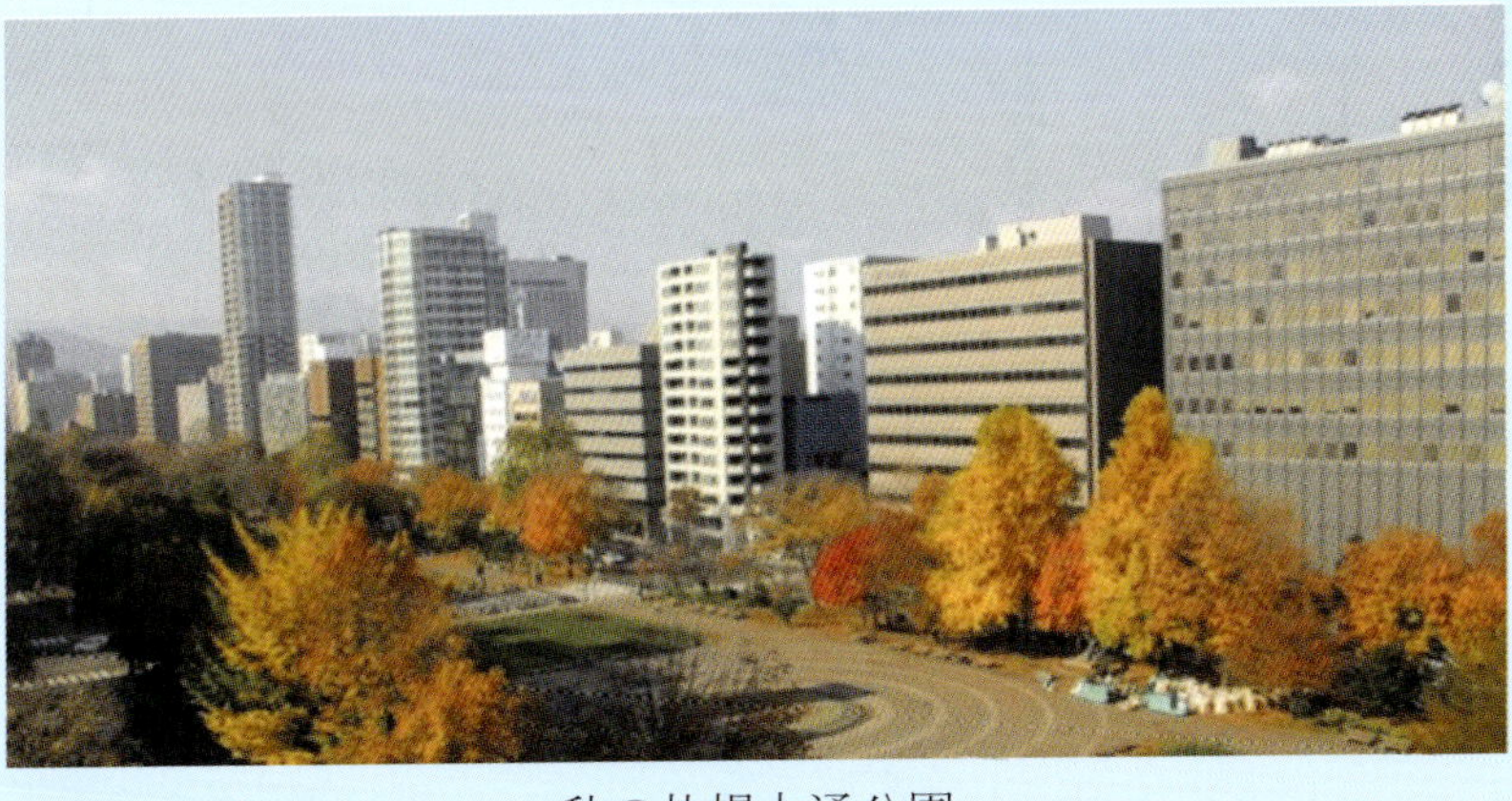

秋の札幌大通公園

がんで死ぬのも「悪くはない」かどうかはさておき、**「いまのがんは恐ろしいものではなくなってきた」**ことは確か。

理由は二つ。

一つは「がんイコール死」ではなくなってきたから。いまはがんの60～70%の人は治る。しかも以前に比べ、あまり大きく苦しむこともなくなった。

もう一つの理由は、がんの大部分はより高齢の人達の病気になりつつあるから。がんはむかし「働き盛りの人の病気」（50歳前後）だったが、いまは「高齢者の病気」（70歳代）になっている。近い将来には「超高齢者の病気」（90歳代）になるであろう（P65）。

がん年齢の高齢化・超高齢者のがん・人口高齢化

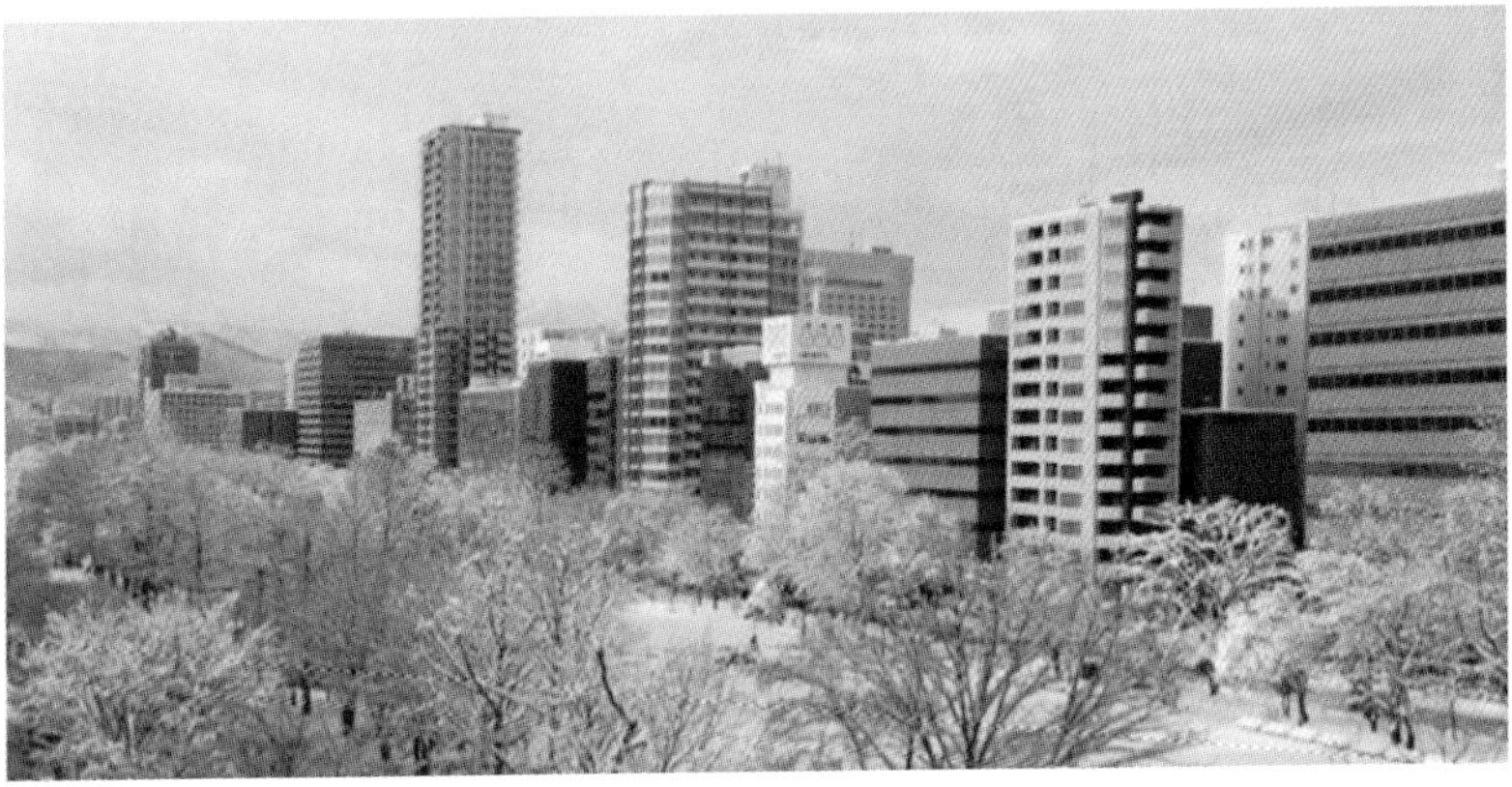
冬の札幌大通公園

人間みんな長生きになってきたが、がんで亡くなる人の年齢も遅くなってきた。つまり「**がん年齢の高齢化**」である（**次頁の図表**）。「がんで死ぬ」ことが「老いで死ぬ」「寿命で死ぬ」ことに近づきつつあるといってもよい。

人間の死生観は各人で違うから一概にはいえないが、「高齢者、とくに超高齢者のがんとは無理に闘う必要がなくなった、あるいは必ずしも闘って絶対に勝たなければならない相手ではなくなってきた」といえようか。

だから現実的な意味で、人類にとって大きな問題だったがんにも「解決のきざし」、あるいは「その可能性」が見えてきたということが出来る。

わが国のがんの罹患年齢と死亡年齢の動き —その高齢化

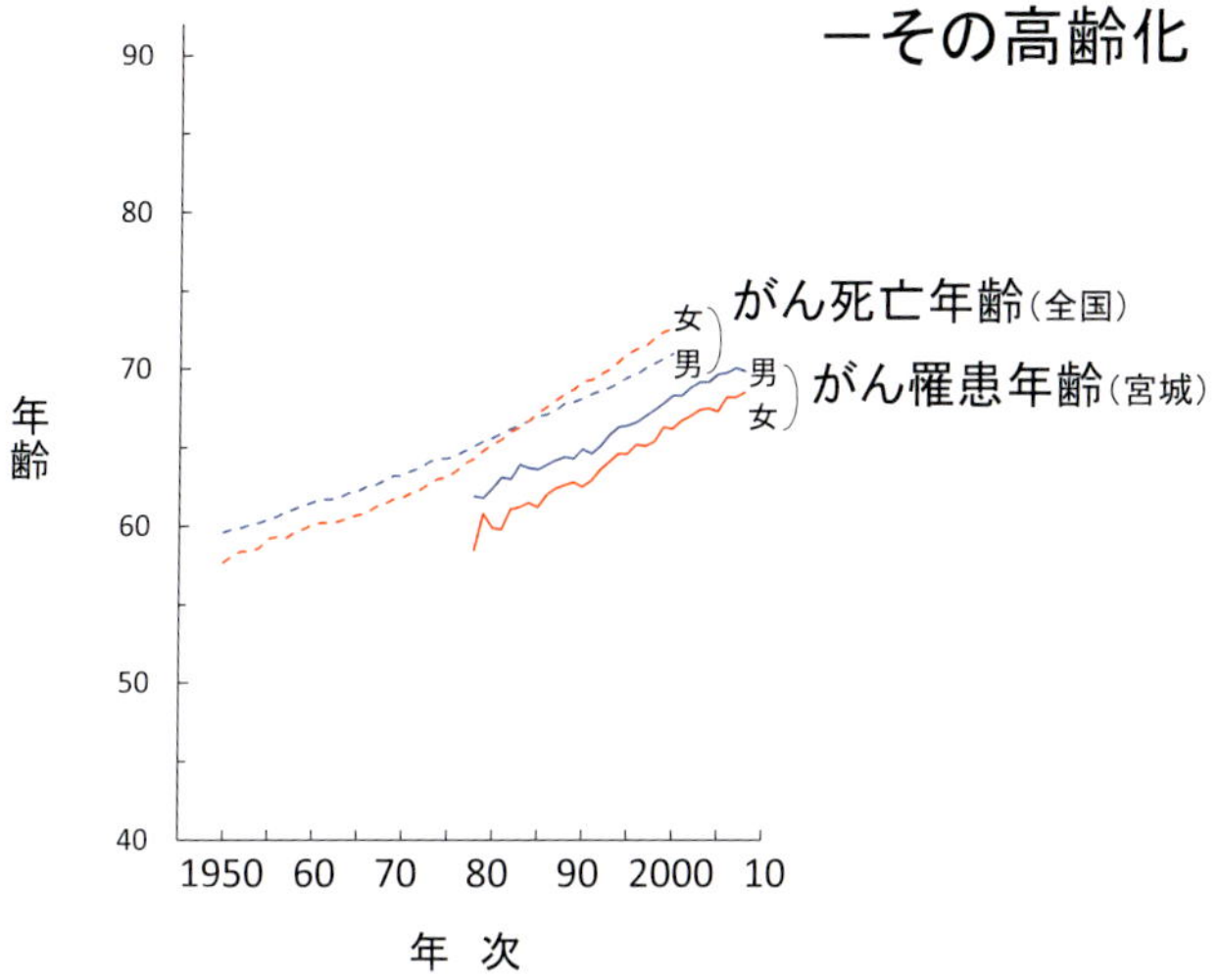

がんで亡くなる人の年齢（死亡年齢）が次第に遅くなってきた。昔は50歳代、今は70歳代、やがて80歳代になるだろう。

その主な理由はがんの罹患（発見）年齢が遅くなっているから、それにつられて死亡年齢も遅くなってきたということである。

それではなぜがんの罹患年齢が遅くなってきたのか？

（詳細は拙著「**がんの未来学**」を参考に）

実際、「超高齢者のがん」が珍しくなくなってきた。超高齢者のがんは「天寿がん」ともいわれ、悲しみのなかにも「寿」の意味を込めて語られる。人間いくら高齢になっても死にたくはないが、子どものがんや若い人のがんと比べると素直に受け入れられるものがある。

世のなかのがんへの関心は、いままではその根本的解決にむけての発見とか治療に関わることが多かった。いまは、がん患者の緩和ケアとか、がん生存者（がんサバイバー）の就労支援など、身近な生活上の問題への関心が高くなってきた。つまりがん対策がここまで変質し、あるいは進化し、社会的に成熟してきたということが出来る。

「がん年齢の高齢化」によるがんの実質的な意味での解決への動きはまことに結構なこと。その背後にあるものは世界のトップをきっての**人口高齢化**、つまりわが国の高齢者人口が非常な勢いで増えている。このことが「がんそのもの」以上に大きな問題になりつつある。

高齢者が増えたらなぜ困るのか？　端的に「高齢者のお世話、つまり医療、介護、福祉に莫大なお金がかかる、つまり若いものにとっての過剰な負担」。もう一つ、高齢者の増加は「少子化、労働人口の減少と相まって、社会の活力とか国の勢いの衰退が予想される」からである。

介護が必要になる原因の病気

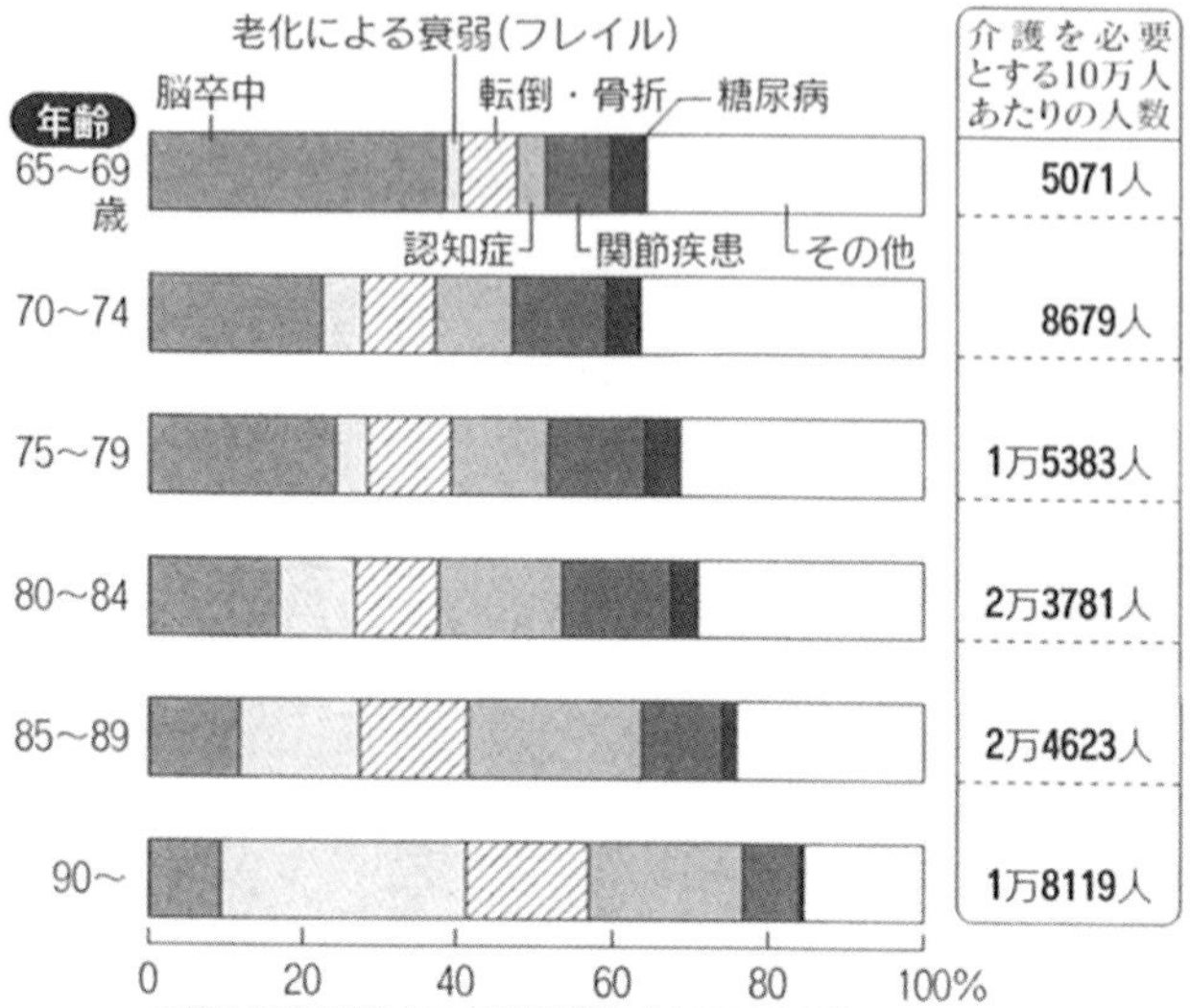

※厚生労働省「国民生活基礎調査(2013年)」を基に作成

人口高齢化によって医療費が増えてきただけではなく介護費も増えてきた。その原因は「がん」ではない。主なものは脳卒中、フレイル(老化による衰弱)、転倒など。介護が必要な原因疾患の比率は年齢によって違う。ほかに福祉の費用も莫大なものに。これで私たちの国は大丈夫なのか。

がんだけが病ではない

―がんに並ぶ多くの病―

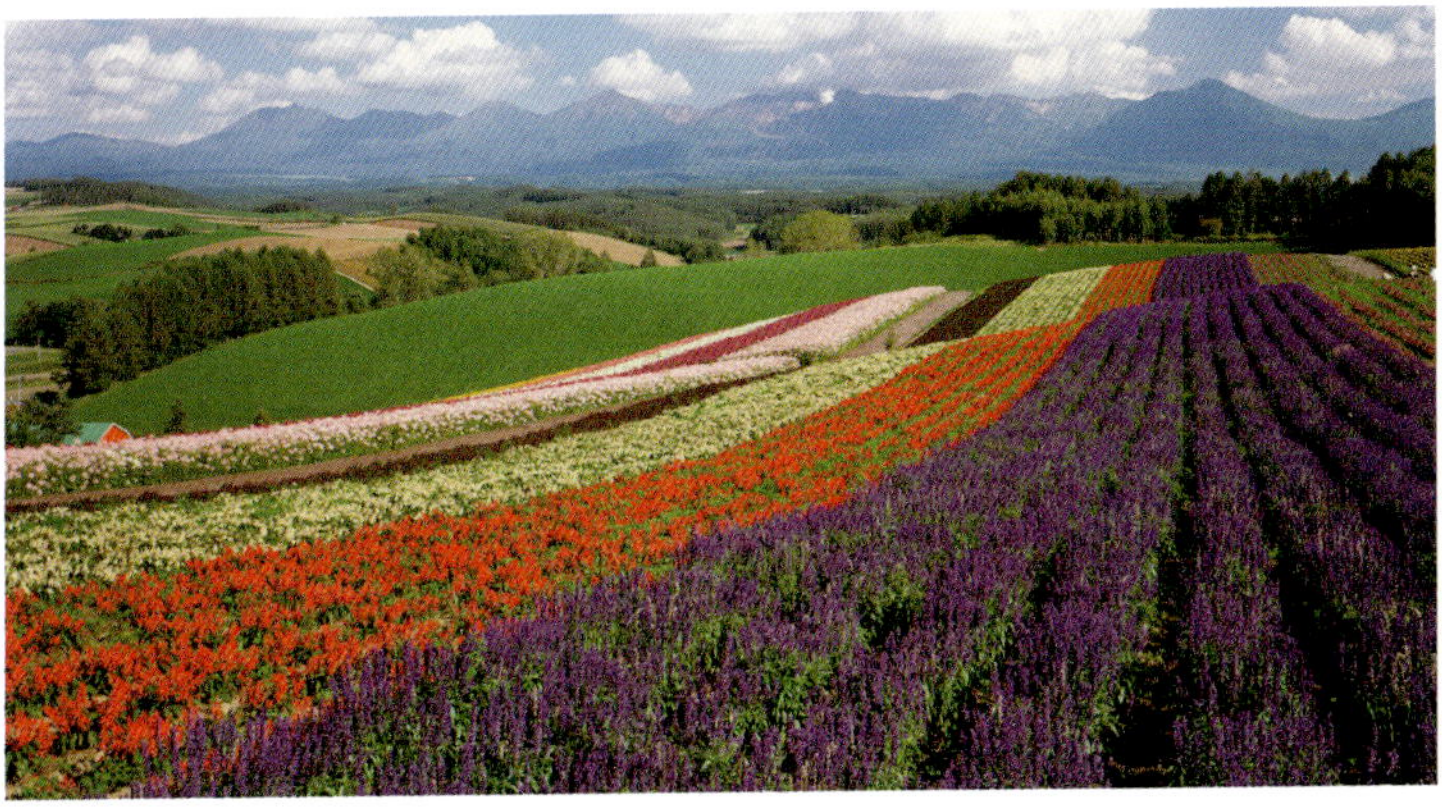

北海道美瑛町の花畑と十勝岳連峰

がんという病がこの世から無くなることはないと思う。しかし**がんだけが闘うべき病でもない**。がんに並ぶ闘うべき難しい病はいくつもある。その一つが神経・精神系の疾患である。いま新たな社会問題になってきた。

アルツハイマー病、認知症、うつ病、双極性感情障害（躁うつ病）、統合失調症、パーキンソン病、多発性硬化症、パニック障害、強迫性障害、ＰＴＳＤ、アルコール関連障害、片頭痛、不眠症など。

死亡者数はがんのように多くはない。でも思い返してほしい。すべての神経・精神系疾患のダリーはすべてのがんのダリーよりも大きかった（P56 P57）ことを。

その名もズバリ「難病」と称されるものもある。医療費助成対象指定の難病だけでも現在、３０６にのぼる。

主なものは筋萎縮性側索硬化症（ALS）、重症筋無力症、多発性硬化症・視神経脊髄炎、脊髄性筋萎縮症、潰瘍性大腸炎、クローン病など…。

「難病」は原因が定かではなく、ＱＯＬもよろしくない（ダリーが大きい）。神経・精神系疾患と同様に、これからの社会の大きな課題になっていくのであろう。

人間の「生病老死」から、がんをはじめとする病だけでもとり除くのは永遠に難しいのだろうか。

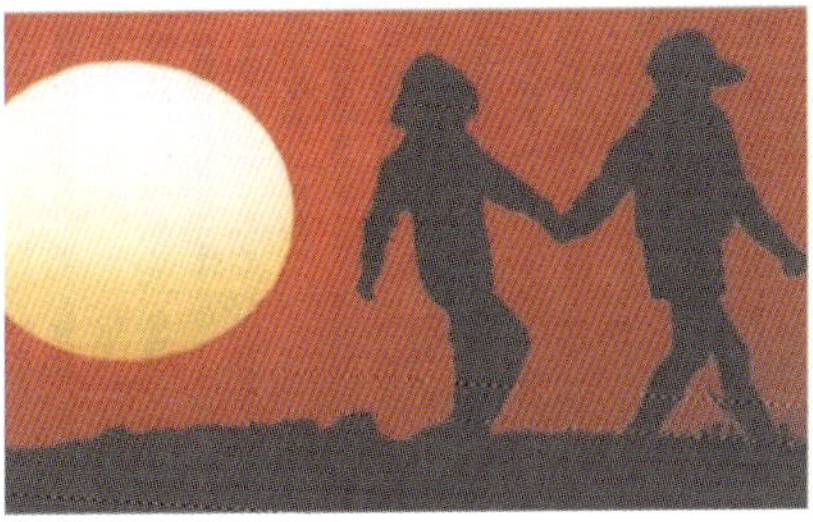

未知永遠のがんはその「予防」で
健康長寿を

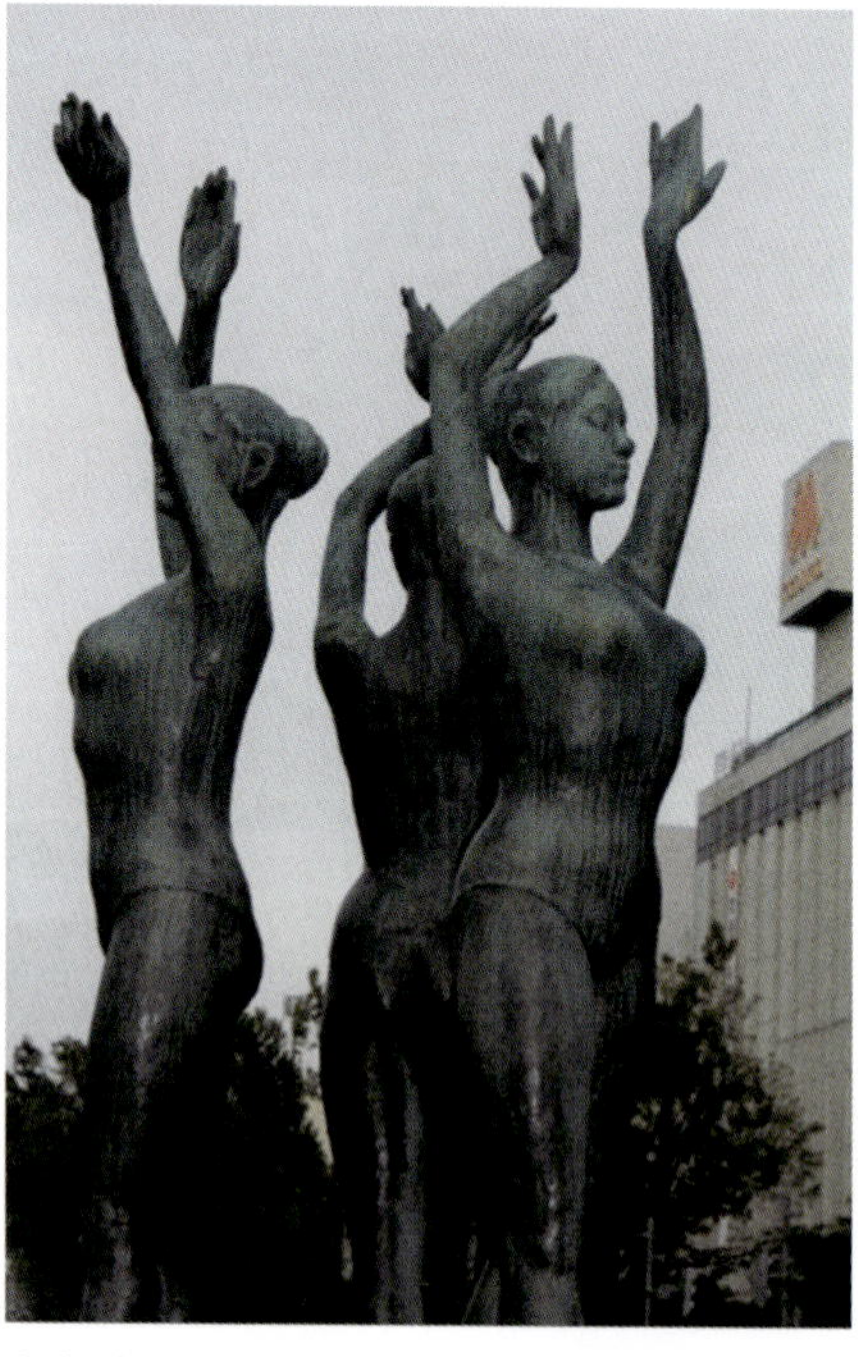

札幌大通公園西３丁目（本郷新氏の作品）

病の「完璧な予防」を望むのは無理なことかも知れない。でも、出来れば超高齢（寿命の限界）になるまで、病（がん）にならないようにしたい。がんと闘うことなく、生を終えることができれば最高の人生である。

がん予防による延命効果は抜群。10年、20年、30年でも延命は十分に可能。しかも予防のための経費は治療のそれよりも遙かに「安上がり」である。

進行がんになってから大慌てで入院し、超高額のお金を使って、その結果得られるごく僅かの月日の延命に執着するのはいかがなものか、とも思えてくる。

がん予防で延命、つまり「長生き」といっても、単なる長生きでは意味はない。終生、周辺に迷惑を掛けずに元気に生きる「**健康長寿**」でありたい。

健康長寿のためにどうすればよいか。若いときからの小さな努力の積み重ねが大切。いうまでもなく「禁煙」「バランスのとれた食事」「身体の清潔（感染症予防）」「身体運動」「生活の余裕・予防への関心」など。その成果はがんのみならずすべての生活習慣病の予防に及ぶ。

「健康長寿」は努力したもののみに与えられる。あとは天命を祈って待つの心境でいたい。

「健康長寿」の高齢者がすべて幸せとは限らない。残念ながら生きる目標とか希望をもてなかったり、経済的、社会的に不安をかかえる高齢者が少なくない。

一方、病いに倒れ病院に入った高齢者が、生きることに失望し死にたいと思っても死ぬことが出来ずに、ただ医療の力で延々と「生かされている」現実もある。

高齢者が人生の最後をどのような形で迎えるのが一番望ましいのか。医療関係者や政治家、一部評論家だけでなく、社会のみんなが一緒になって真剣に考えていく必要があるのではないか。

おわりに

「生老病死」の最後の宿題、「死」への準備は厭うことんばく、出来れば明るい気持ちで始めたい。

万が一、若年、老年を問わず突然、治癒の見込みのないがんとわかったとき、多くの人間はパニックに陥る。無意味で無駄な治療に走ることもある。

そういったことがないように、いまのうちから家族、友人、さらに医療者とその日のことを予め十分に話し合っておきたい。「将来に備えるケアプラン」(Advance Care Planning・ACP）を作っておくことである。

「残された命はあと30日しかない！」

「汝、驕るなかれ、闇に問え」

私が自らに常に言い聞かせる言葉である。折に触れこの言葉を心静かに反芻することで、確かな死生観を育てたいと思う。残された命は30日どころか、３日もないかも知れない。極限の闇の世界にわが身を置いて考え、決して驕ることなく来たるべき日を待つ。

臨終に近いとわかったときどうするか。出来るものなら、生かしていただいている今のひとときに感謝したい。同時に「生まれる前」の未知の世界を訪ねる楽しみを忘れないでおきたい。

「生と死」の話題は出来れば子どものときから、家庭生活の自然な雰囲気のなかで育てていきたい。

幸い、「子どもへのがん教育」（がん対策基本計画）も国レベルで実施に移され始めている。その狙いはがんの知識を教えるだけではない。子どもはこの教育のなかで

―「生と死」について考え、「いのちの尊さ」と「愛のこころ」を学ぶ。

―がんをはじめ広く生活習慣病の正しい健康・医学常識を学ぶ。

教育の大切さを強く訴えて本書の締めとしたい。

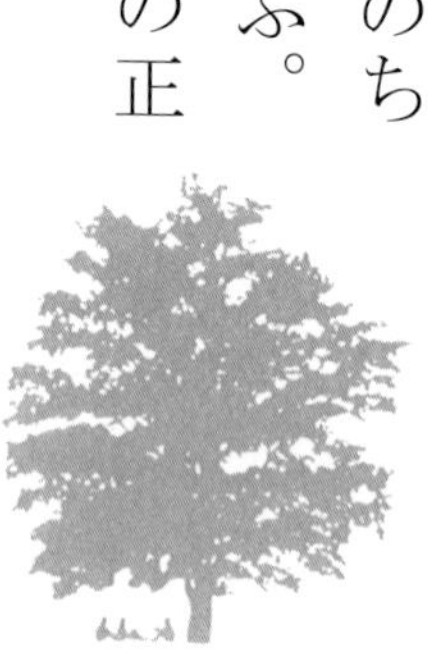

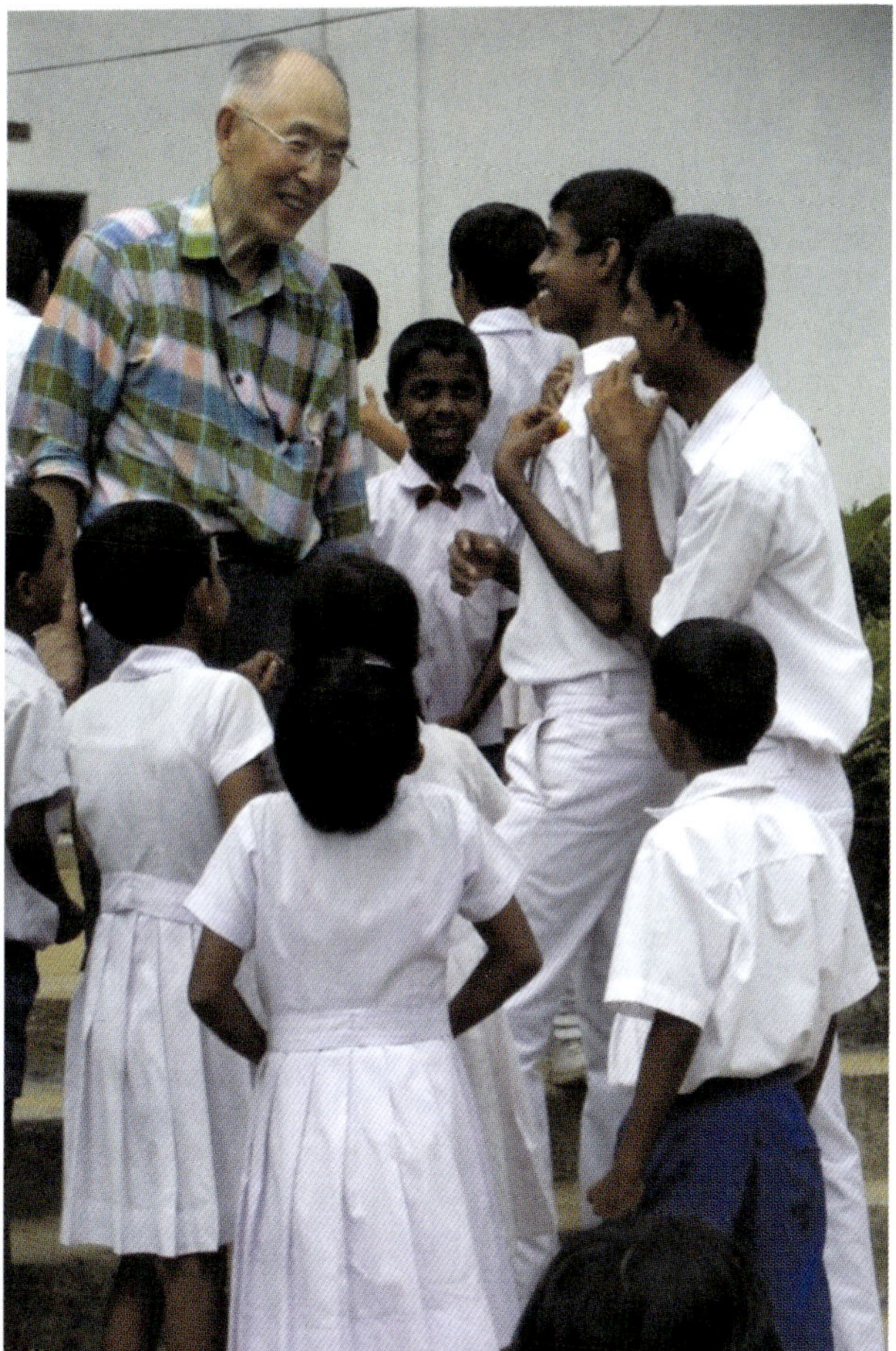

子ども達に健康（がん）教育・スリランカ南部州の
学校での交歓風景（溝上哲也さん提供）

謝辞

本冊子は次の方々のお目通しをいただいた（アイウエオ順）。心からの感謝をもってご紹介させていただく。

石垣靖子さん（北海道医療大学名誉教授）、岡松彦さん（北大精神科大学院生）、方波見康雄さん（奈井江町、方波見医院名誉院長）、川村三希子さん（札幌市立大学教授）、佐野英彦さん（北大歯学部教授）、仙道富士郎さん（山形大学名誉教授、前学長）、瀧本將人さん（北大遺伝子病制御研究所准教授）、谷口直之さん（大阪大学名誉教授、理化学研究所グループディレクター）、長瀬清さん（北海道医師会会長、北海道対がん協会会長）、羽部大仁さん（慧林寺住職、国際ロータリーパストガバナー）、藤井義博さん（藤女子大学副学長）、森川俊太郎さん（北大小児科医員・在米）、山田富美子さん（ＮＰＯ法人市民と共に創るホスピスケアの会副代表理事）、山根昌武さん（在京、長年の友人）

なぜがんと闘うのか

著者　小林 博
発行　内閣府所管　公益財団法人札幌がんセミナー
〒062-0042
札幌市中央区大通西6丁目　北海道医師会館6階
Tel　011―222―1506
Fax　011―222―1526
Email　scs-hk@phoenix.c.or.jp
URL　http://scsf.info
発売　株式会社コア・アソシエイツ
札幌市東区北23条東8丁目3―1
Tel　011―702―3993
Fax　011―702―6390
発行日　2017年9月28日
印刷・製本　(株)アイワード

ISBN　978-4-9906505-6-8

著者略歴

１９２７年（昭和２年）５月札幌生まれ。１９５２年北大医学部卒。１９６６年北大教授（医学部腫瘍病理学）。１９８３年財団法人札幌がんセミナー（現在、内閣府所管の公益財団法人）を設立。１９９０年日本癌学会会長。１９９１年北大定年とともに北大名誉教授、（公財）札幌がんセミナー理事長。その間、放送大学学園客員教授、北海道医療大学教授、日本がん予防学会理事長など。

著書は「腫瘍学」（南山堂）、「がんとの対話」（春秋社）、「がんの予防・新版」（岩波新書）、「がんに挑む　がんに学ぶ」（岩波書店）、「がんの健康科学」（放送大学教育振興会）、「子どもの力で　がん予防─親を変え、地域を変えた日本人医師のスリランカでの健康増進活動」（小学館１０１新書）、「がんを味方にする生き方」（日経プレミアシリーズ）、随筆集「世界が研究室だった」「異郷へ・異郷から」（ともに自費出版）、「人間腫瘍学」「がんの未来学」（ともに公財・札幌がんセミナー）など。

公益財団法人札幌がんセミナー最近の主な刊行物

「がん」と「感染症」からみたアジア人の「生と死」　２０１２年　２３１頁　Ｂ５変形一部カラー　１、２００円

「運動」は「くすり」に勝る　２０１４年　50頁　Ｂ６版　非売品（無料）

人間腫瘍学　２０１７年　１１５頁　Ｂ６版　１、２００円＋税

がんの未来学　２０１７年　１３１頁　Ｂ６版　１、２００円＋税

なぜがんと闘うのか　２０１７年　80頁　Ｂ６版カラー　６００円＋税

財団広報誌ＳＣＳコミュニケーション The Way Forward（未来への一歩）　年２回発行　Ａ４版カラー　非売品（無料）

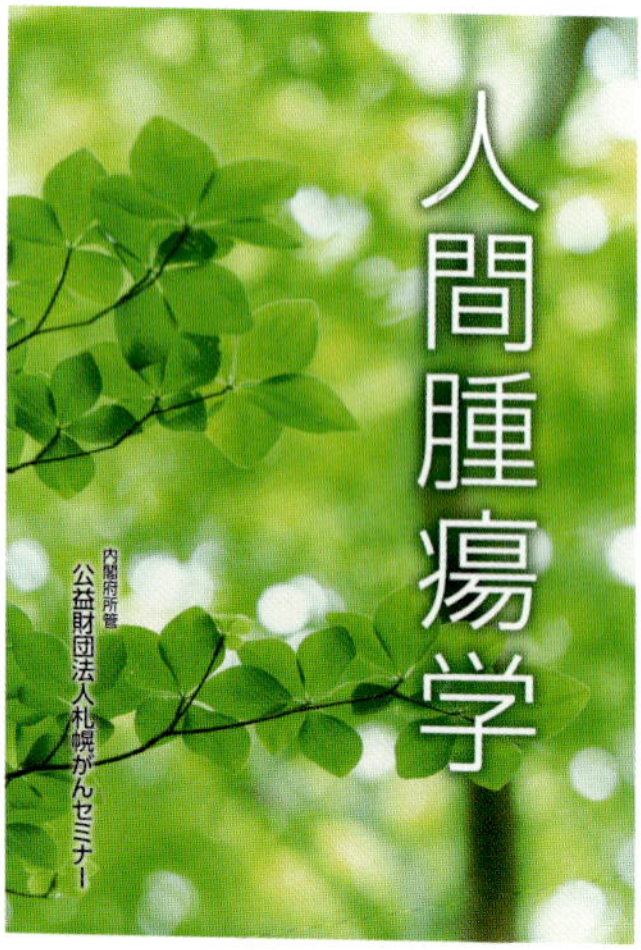
人間腫瘍学
内閣府所管
公益財団法人札幌がんセミナー

春・夏

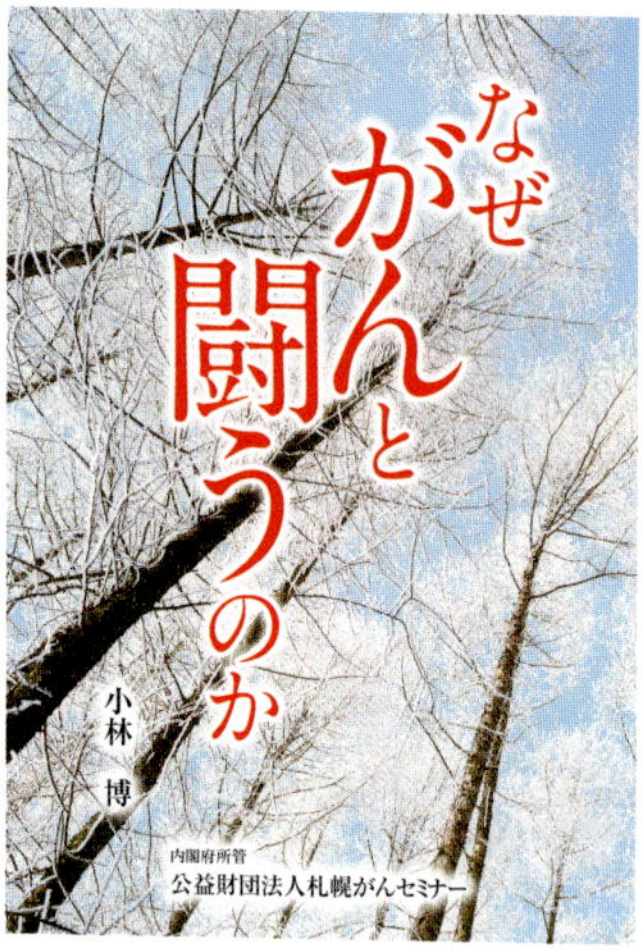
なぜがんと闘うのか
小林　博
内閣府所管
公益財団法人札幌がんセミナー

冬

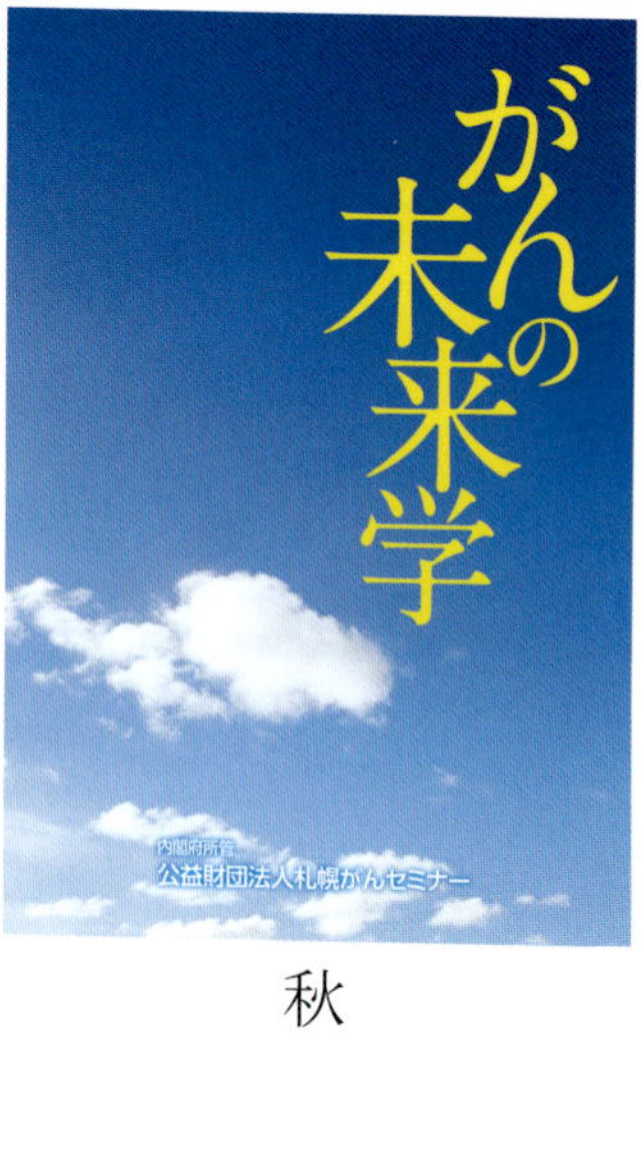
がんの未来学
内閣府所管
公益財団法人札幌がんセミナー

秋